Klinische Anästhesiologie und Intensivtherapie

Band 26

D1671815

Herausgeber:
F. W. Ahnefeld H. Bergmann C. Burri W. Dick
M. Halmágyi G. Hossli E. Rügheimer
Schriftleiter: J. Kilian

Narkosebeatmung im Kindesalter

Herausgegeben von
F. W. Ahnefeld K.-H. Altemeyer H. Bergmann C. Burri
W. Dick M. Halmágyi G. Hossli E. Rügheimer

Unter Mitarbeit von
F. W. Ahnefeld, K.-H. Altemeyer, E. Breucking, E. Bosina
W. Büttner, P. Dangel, W. Dick, Th. Fösel, R. Fratz
W. Friehe, W. Friesdorf, H. Heinrich, W.-K. Hirlinger
J. Holzki, J. Kilian, M. Kohfahl, G.B. Kraus, H. Leske
K. Mantel, N. Mutz, I. Podlesch, J. Schäffer, G. Schöch
M. Semsroth, J. Wawersik

Mit 38 Abbildungen

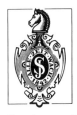

Springer-Verlag
Berlin Heidelberg New York Tokyo 1983

ISBN 3-540-12493-4 Springer-Verlag Berlin · Heidelberg · New York · Tokyo
ISBN 0-387-12493-4 Springer-Verlag New York · Heidelberg · Berlin · Tokyo

Printed in Germany.

Druck und Bindearbeiten: Offsetdruckerei Julius Beltz KG, Hemsbach
2119/3140-543210

Vorwort

Vor zehn Jahren haben wir in dieser Schriftenreihe einen Band zum Thema „Kinder-anästhesie" herausgebracht. Dem Bereich „Narkosebeatmung" wurden seinerzeit rund 25 Seiten gewidmet.

Narkosesysteme und Beatmungsgeräte für das Kindesalter erfreuen sich nach wie vor einer äußerst lebhaften Diskussion, wobei die Fronten etwa zwischen den halboffenen Spülgassystemen in ihren verschiedenen Modifikationen einerseits und den halbge-schlossenen Systemen andererseits verlaufen.

Ausgedehntes Monitoring gehört heute zu den Selbstverständlichkeiten der Anästhesie beim Erwachsenen, der Nachholbedarf für das Kindesalter ist beträchtlich. Das liegt zum Teil daran, daß Geräte, die im Erwachsenenalter unproblematisch einsetzbar sind, für die völlig andersartigen Bedingungen des Kindesalters von minderem Wert sind. Hinzu kommt, daß für Narkose- und Beatmungsgeräte inzwischen Empfehlungen erarbeitet worden sind, die auf fachlicher, aber auch auf „sicherheitspolitischer" Ebene zunehmende Relevanz erhalten. Diese und verschiedene andere Gedanken veranlaßten die Heraus-geber der Schriftenreihe dazu, einen Workshop zu organisieren, der sich allein den Problemen der Narkosesysteme, der Narkosebeatmung und der Narkoseüberwachung im Kindesalter widmete.

Die Beiträge selbst und insbesondere die wie immer zusammengefaßt dargestellten Ergebnisse einer intensiven und lebhaften Diskussion demonstrieren deutlich, wohin der Trend der Entwicklung dieses Spezialbereichs innerhalb der Kinderanästhesie geht, belegen aber auch nachdrücklich, wie zahlreich die technisch noch ungelösten oder unbefriedigend gelösten Probleme insbesondere der Narkoseüberwachung bei Neuge-borenen, Säuglingen und Kleinkindern sind.

Die Veranstalter des Workshops und die Herausgeber der Schriftenreihe hoffen, mit diesem Teilgebiet der Kinderanästhesie einen Beitrag zur Weiterbildung des Anästhe-sisten in der täglichen Praxis zu leisten, aber auch Anästhesisten und Industrie zu Weiterentwicklungen im technischen und wissenschaftlichen Bereich anzuregen.

Der Firma Dräger sei für die großzügige Unterstützung des Workshops gedankt, Herrn Altemeyer für die Organisation, den Referenten für ihre engagierte Mitwirkung in der Diskussion, weiterhin aber dem Springer-Verlag sowie Herrn Kilian und Herrn Alte-meyer für die Bearbeitung des vorliegenden Bandes.

April 1983

W. Dick
für die Herausgeber

Inhaltsverzeichnis

Verzeichnis der Referenten und Diskussionsteilnehmer

Prof. Dr. F. W. Ahnefeld
Zentrum für Anästhesiologie
Klinikum der Universität Ulm
Steinhövelstraße 9
D-7900 Ulm (Donau)

Dr. K.-H. Altemeyer
Oberarzt am Zentrum für Anästhesiologie
Klinikum der Universität Ulm
Steinhövelstraße 9
D-7900 Ulm (Donau)

Dr. E. Breucking
Oberärztin am Institut für Anästhesiologie
am Klinikum Barmen
der Kliniken der Stadt Wuppertal
Heusnerstraße 40
D-5600 Wuppertal 2

Dr. E. Bosina
Oberärztin
Mautner Markhof'sches Kinderspital
der Stadt Wien
Baumgasse 75
A-1030 Wien 3

Dr. W. Büttner
Oberarzt des Instituts für Anästhesiologie
Marienhospital Herne
Universitätsklinik
Hölkeskampring
D-4690 Herne

Dr. P. Dangel
Leiter der Anästhesieabteilung
und Intensivbehandlungsstation
Kinderspital Zürich
Steinwiesstraße 75
CH-8032 Zürich

Prof. Dr. W. Dick
Leiter des Instituts für Anästhesiologie
Klinikum der
Johannes Gutenberg-Universität Mainz
Langenbeckstraße 1
D-6500 Mainz (Rhein)

Dr. Th. Fösel
Zentrum für Anästhesiologie
Klinikum der Universität Ulm
Steinhövelstraße 9
D-7900 Ulm (Donau)

Dr. R. Fratz
Chefärztin der Anästhesieabteilung
Olga-Spital
Bismarckstraße 8
D-7000 Stuttgart 1

Dr. W. Friehe
Oberarzt an der Allgemeinen
Anästhesieabteilung der Kliniken
der Freien Hansestadt Bremen
Zentralkrankenhaus St.-Jürgen-Straße
D-2800 Bremen 1

Dr. W. Friesdorf
Zentrum für Anästhesiologie
Klinikum der Universität Ulm
Steinhövelstraße 9
D-7900 Ulm (Donau)

Dr. H. Heinrich
Oberarzt am Zentrum für Anästhesiologie
Klinikum der Universität Ulm
Steinhövelstraße 9
D-7900 Ulm (Donau)

X

Dr. W.-K. Hirlinger
Oberarzt am Zentrum für Anästhesiologie
Klinikum der Universität Ulm
Prittwitzstraße 43
D-7900 Ulm (Donau)

Dr. J. Holzki
Chefarzt der Anästhesieabteilung
Kinderklinik St. Katharinen
Zurmaienerstraße 9-11
D-5500 Trier

Prof. Dr. J. Kilian
Zentrum für Anästhesiologie
Klinikum der Universität Ulm
Steinhövelstraße 9
D-7900 Ulm (Donau)

Dr. M. Kohfahl
Chefärztin der Anästhesieabteilung
Kinderkrankenhaus der Krankenanstalten
der Stadt Köln
Amsterdamer Straße 59
D-5000 Köln 60

Dr. G. B. Kraus
Institut für Anästhesiologie der
Universität Erlangen-Nürnberg
Maximiliansplatz
D-8520 Erlangen

Dr. H. Leske
Chefarzt der Anästhesie- und
Intensiv-Abteilung
DRK-Kinderklinik
Wellersbergstraße 60
D-5900 Siegen

Dr. K. Mantel
Leiter der Abteilung für Anästhesie
und Intensivpflege der
Kinderchirurgischen Klinik der
Univ.-Kinderklinik München
Lindwurmstraße 4
D-8000 München 2

Prof. Dr. I. Podlesch
Klinik für Kiefer- und
Plastische Gesichtschirurgie
(Westdeutsche Kieferklinik)
Universitätsklinik
Moorenstraße 5
D-4000 Düsseldorf

Dr. J. Schäffer
Abteilung für Anästhesie
Klinikum Steglitz
der Freien Universität Berlin
Hindenburgdamm 30
D-1000 Berlin 45

Dr. G. Schöch
Oberarzt am
Kinderkrankenhaus Walddörfer
Duvenstedter Damm
D-2000 Hamburg 65

Dr. M. Semsroth
Universitätsklinik für Anästhesie
und Allgemeine Intensivmedizin
Spitalgasse 23
A-1090 Wien

Prof. Dr. J. Wawersik
Direktor der
Zentralen Abteilung für Anästhesie
des Klinikums der
Christian-Albrechts-Universität Kiel
Schwanenweg 21
D-2300 Kiel

Verzeichnis der Herausgeber

Prof. Dr. Friedrich Wilhelm Ahnefeld
Zentrum für Anästhesiologie
der Universität Ulm
Steinhövelstraße 9, D-7900 Ulm (Donau)

Prof. Dr. Hans Bergmann
Vorstand des Instituts für
Anaesthesiologie (Blutzentrale) des
Allgemeinen öffentlichen Krankenhauses Linz
A-4020 Linz (Donau)

Prof. Dr. Caius Burri
Abteilung Chirurgie III
der Universität Ulm
Steinhövelstraße 9, D-7900 Ulm (Donau)

Prof. Dr. Wolfgang Dick
Leiter des Instituts für Anästhesiologie
Klinikum der
Johannes Gutenberg-Universität Mainz
Langenbeckstraße 1
D-6500 Mainz (Rhein)

Prof. Dr. Miklos Halmágyi
Institut für Anästhesiologie des Klinikums
der Johannes Gutenberg-Universität Mainz
Langenbeckstraße 1, D-6500 Mainz (Rhein)

Prof. Dr. Georg Hossli
Direktor des Instituts
für Anästhesiologie
Universitätsspital Zürich
Rämistraße 100, CH-8091 Zürich

Prof. Dr. Erich Rügheimer
Direktor des Instituts für Anästhesiologie
der Universität Erlangen-Nürnberg
Maximiliansplatz 1, D-8520 Erlangen

Entwicklungen in der Kinderanästhesie

Von W. Dick

Die Tatsache, daß Digby LEIGH (10) schon vor annähernd 20 Jahren am Childrens Hospital in Los Angeles "Anästhesie im Kindesalter" betrieb mit Maßstäben, die den heutigen in nichts nach-
standen, charakterisiert die Diskrepanz zwischen schon damals
technisch Möglichem und Widerständen gegen die Anwendung des
Machbaren, wie sie auch heute noch gelegentlich existieren.

Präkordiales Stethoskop, Blutdruckmanschette, Temperaturfühler,
gegebenenfalls CO_2-Analysator, häufige Intubation, obligatori-
scher venöser Zugang etc. zählten nicht etwa nur zu den obli-
gaten technischen Hilfsmitteln bei ausgedehnten herzchirurgi-
schen oder neurochirurgischen Eingriffen, sie waren ebenso Standard bei sogenannten kleinen Operationen wie Herniotomien, oph-
thalmologischen Prozeduren etc.

Der Weg dorthin ist gepflastert mit geradezu abenteuerlich an-
mutenden Entwicklungen und Gegenständen. Sie wurden unter anderem mit der Prämisse empfohlen, das Neugeborene und der junge
Säugling könnten nur einen äußerst niedrigen zusätzlichen apparativen Totraum verkraften, und die Widerstände, die zugeschaltet werden dürften, hätten extrem gering zu sein. Man kann die
Begründung dafür nur verstehen, wenn man sich vergegenwärtigt,
daß - im Gegensatz zur heutigen Praxis - zur Zeit dieser Tech-
niken und Geräte die meisten Narkosen unter Ätherzusatz überwie-
gend in Spontanatmung durchgeführt wurden.

So hat AYRE (1) bereits kurz nach 1930 sein berühmtes T-Stück
beschrieben, das bis auf den heutigen Tag der Vorläufer aller
sogenannten Spülgassysteme geblieben ist. Das Ayresche T-Stück
besaß damals noch keinen Reservoirbeutel, ein zusätzlicher Totraum entstand dadurch nicht, daß die Teile, die einen Totraum
hätten darstellen können, ständig von Frischgas durchströmt wurden. Durch Verschluß der Ausatemöffnung des Ayreschen T-Stücks
in intermittierendem Wechsel mit einem Finger konnte eine Art
künstliche Beatmung erzeugt werden (Abb. 1).

Das Prinzip des Ayreschen T-Stücks findet sich wieder in den
beiden wesentlichen Modifikationen, dem Jackson-Rees-System
(Abb. 2), das REES (12) vor vielen Jahren in Liverpool inaugu-
riert hat, und dem Kuhn-System (Abb. 3), das vor etwa 20 Jahren von KUHN in Mainz entwickelt und von DROH (7) kurze Zeit
später publiziert worden ist.

Als Vorteile dieser Systeme galten:
a) ihr nur geringes Gewicht - im Vergleich zum Kind geradezu
   optimal -,
b) praktisch fehlender Totraum, solange keine Masken oder größere Adapter zugeschaltet wurden,

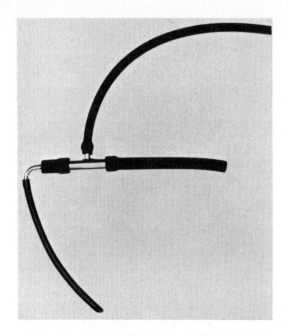

Abb. 1. Original Ayresches T-Stück (Entnommen aus 15)

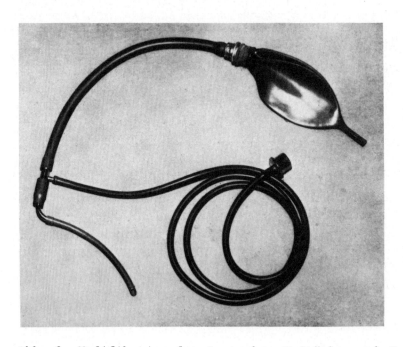

Abb. 2. Modifikation des Ayreschen T-Stücks nach Rees

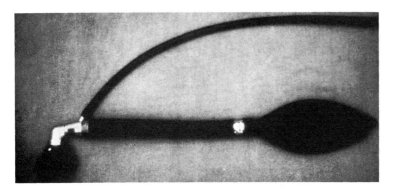

Abb. 3. Modifikation des Ayreschen T-Stücks nach Kuhn

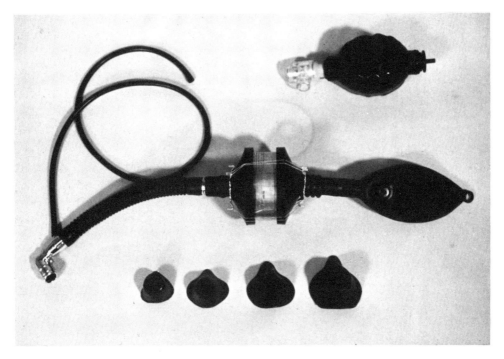

Abb. 4. Möglichkeit zur Elimination halogenierter Anästhetika durch die Verwendung von Filtern

c) ihr geringer Widerstand,
d) ihre leichte Handhabbarkeit,
e) rasche Konzentrationsänderungen der zugeführten Gase mit deren Einstellung am Narkosegerät (9).

Daß diese Systeme praktisch bar jeglicher Anfeuchtungsmöglichkeit waren und neben dem Patienten immer den Anästhesisten, bei

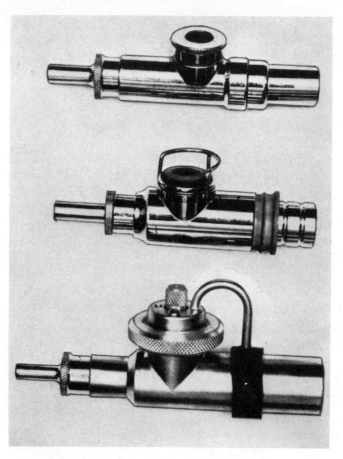

Abb. 5. Leigh-, Stephen-Slater- und Fink-Ventil (Entnommen aus 15)

"geschickter" Placierung des Geräts auch mindestens einen Chirurgen in Mitleidenschaft zogen, wurde in diesen Jahren der ra-
schen Entwicklung der Anästhesie hingenommen. Erst in letzter
Zeit wird über die Bedeutung der adäquaten Anfeuchtung und insbesondere der Narkosegasbeseitigung intensiver gearbeitet (Abb.
4) (3, 4, 6, 15).

Daß derartige Systeme auch keine Möglichkeit boten, zumindest
den Beatmungsdruck, darüber hinaus aber auch noch das Atemminutenvolumen zu messen, mag vor Augen führen, welche Bedeutung
ein adäquates Monitoring des anästhesierten Kindes lange Zeit
besaß; zu einer Zeit, als beim Erwachsenen Beatmungsdruckmesser und Volumenmeßgeräte schon zu den Standardausrüstungsgegen-
ständen gehörten. SMITH (13) hat in einem Artikel mit dem Titel
"The pediatric anesthetist, 1950 - 1975" unter anderem ausge-
führt: "Die älteren Anästhesisten haben Monitore vielleicht
nicht genügend benutzt und statt dessen auf klinische Beobachtung und eine erfahrene Hand mehr Wert gelegt, die jüngeren Anästhesisten benutzen Monitore zu häufig und setzen ihre kleinen

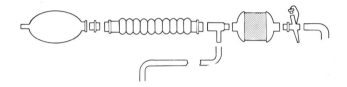

Abb. 6. Schematische Darstellung eines Pendelsystems

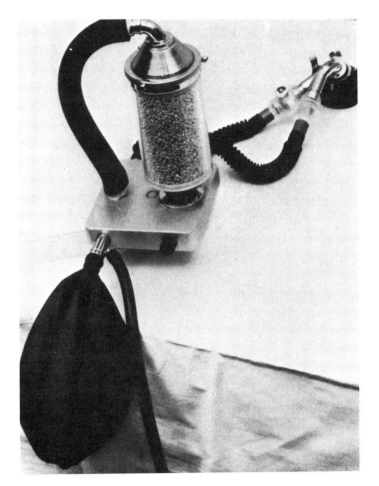

Abb. 7. Bloomquist-Kinderkreissystem (Entnommen aus 15)

Patienten unnötigen Manipulationen, elektrischen Gefahren, Ge-
fäßschäden und postoperativer Immobilisierung aus".

Schon frühzeitig machte man sich aber offensichtlich Gedanken
darüber, daß die CO_2-Elimination im Ayreschen T-Stück und sei-
nen Modifikationen nicht immer den Erfordernissen entspräche,

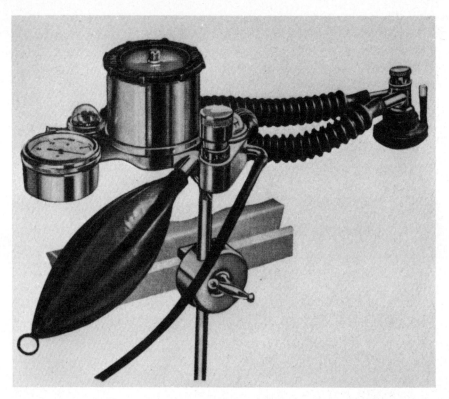

Abb. 8. Ohio-Kinderkreissystem (Entnommen aus 15)

vor allen Dingen unkalkulierbar sei, da in Abhängigkeit vom
Frischgasflow eine teilweise Rückatmung erfolgen konnte. Zur
gleichen Zeit wie das Ayresche T-Stück oder als Alternativen
dazu wurden verschiedene Ventilsysteme entwickelt, von denen
die wichtigsten das Leigh-, das Stephen-Slater- und das Fink-
Ventil waren (Abb. 5) (5, 8, 10, 11, 15, 16, 18).

Etwa zum gleichen Zeitpunkt entstanden Überlegungen, ob nicht
durch die Entwicklung spezieller Kinderkreissysteme die Mängel
des Ayreschen T-Stücks bzw. seiner Modifikationen eingeschränkt
oder gar beseitigt werden könnten. Ergebnisse dieser Überlegungen waren z. B. die sogenannten Pendelsysteme, die in Erwach-
senen- und Kindergrößen vorhanden waren und eine adäquate CO_2-
Absorption ermöglichten (Abb. 6).

Bei aller Eignung und Sicherheit dieser Systeme bestanden ihre
gravierenden Nachteile darin, daß die schweren Absorber direkt
am Kopf des Kindes lokalisiert werden mußten, Dekonnektion und
versehentliche Extubation häufig vorkamen, vor allem aber Kalk-
partikel aus den Absorbern in den Tubus bzw. in die Trachea
des Kindes gerieten. Die Systeme erwärmten sich zudem in einem
Ausmaß, daß gelegentlich Hyperthermien aufgetreten sein sollen.
Bemühungen, sogenannte kinderadaptierte Kreissysteme zu schaf-
fen, waren zahlreich und mit den Synonymen Bloomquist, Ohio,
Heidbring etc. verbunden (Abb. 7 und 8) (2, 5, 10, 15).

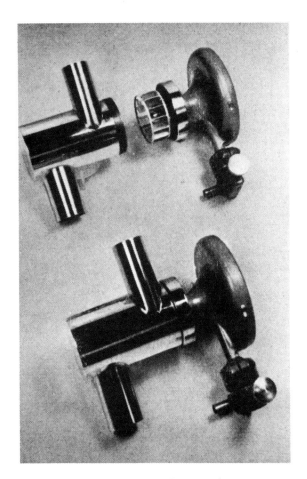

Abb. 9. Revell-Circulator (Entnommen aus 15)

Bei diesen Kreissystemen befürchtete man jedoch, daß die Narkosegase nicht schnell genug zirkulierten, daß insbesondere
also Änderungen der Narkosegaszusammensetzung zu spät wirksam
würden. Eine Konsequenz dieser Befürchtungen war die Einschal-
tung von sogenannten Beschleunigern oder Zirkulatoren in derartige Kreissysteme; der bekannteste dürfte wohl der Revell-
Circulator sein (Abb. 9).

Neben der mangelhaften Gasbeschleunigung galt die Sorge insbesondere den erhöhten Toträumen, die bei relativ großen Y-Stücken
auch verhältnismäßig üppig waren und zum Teil dadurch vergrößert
wurden, daß die Ventile patientenfern angeordnet waren.

So bemühte man sich, die Ventile, besonders das Exspirationsventil, patientennah zu lokalisieren, möglichst kleine Y-Stücke
in diese Kreissysteme zu integrieren; Überlegungen, wie sie z.
B. im heutigen Paedi-System oder im neu entstandenen Kinder-
anästhesie-Set wieder realisiert worden sind.

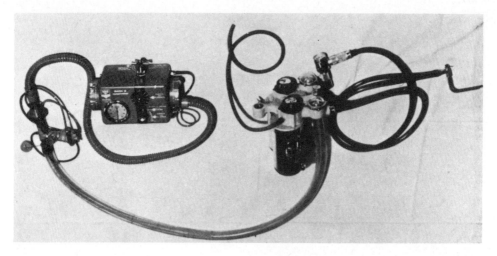

Abb. 10. Möglichkeit zur automatischen Narkosebeatmung im Säuglingsalter (Entnommen aus 17)

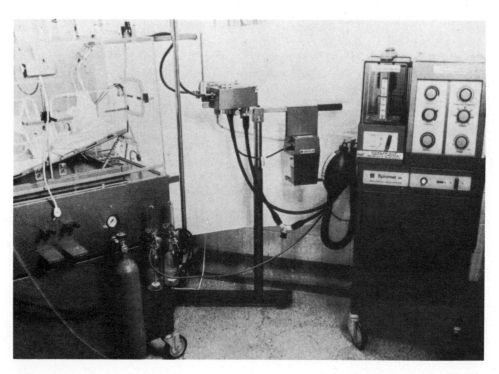

Abb. 11. Möglichkeit zur Narkosebeatmung bei Säuglingen und
Kleinkindern

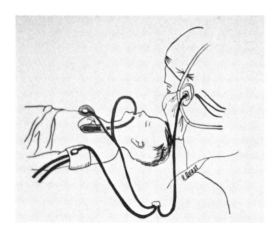

Atemfrequenz   Beatmung der Lungen
„Atemvolumen"   Lage des Tubus

      Obstruktion
      Dislokation
      Sekretansammlung
      Lungenstauung
      Lungenoedem

Abb. 12. Möglichkeiten zur respiratorischen Überwachung während
Kindernarkosen mit Hilfe des präkordialen bzw. Ösophagusstetho-
skops

Versuche, Messungen in den herkömmlichen Spülgassystemen durchzuführen, waren nur unzulänglich lösbar. Allenfalls die Beatmungsdruckmessung war eine Größe, die bald eingeführt wurde.
Die Volumenmessung scheiterte meist daran, daß man Frischgasflow und Volumen addieren mußte und im unteren Meßbereich die
zur Verfügung stehenden Volumenmeßgeräte katastrophale Streuungen
aufwiesen (14).

Wer gar versuchte, die Narkosebeatmung im Kindesalter zu auto-
matisieren, setzte sich oft dem Verdacht aus, nichts von der
Kinderanästhesie zu verstehen (8). Beispiele technischer An-
sätze waren kleine Gerätekombinationen (Abb. 10) (17) oder groß-
räumige Anlagen (Abb. 11).

Auch heute noch wird gelegentlich die Auffassung vertreten,
Neugeborene und Säuglinge müßten bei längerdauernden operativen Interventionen manuell beatmet werden.

Ähnlich problematische Entwicklungen haben im Bereich des Monitorings während der Anästhesie stattgefunden. Bei sogenannten
Kurznarkosen wurde oft auf jegliche Überwachung - mit Ausnahme
der Beobachtung der Hautfarbe, der Spontanatmung und der Beurteilung der Vitalität - verzichtet. Die nächst höhere Stufe des

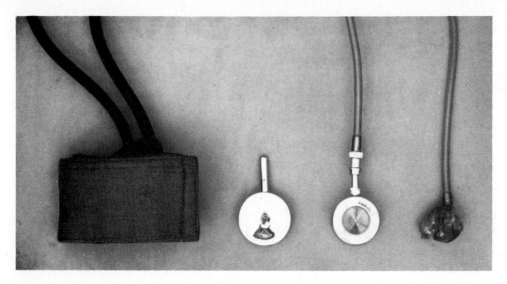

Abb. 13. Präkordiales Stethoskop und Blutdruckmanschette für
das Säuglings- und Kleinkindesalter

Monitorings konzentrierte sich auf das präkordiale Stethoskop,
mit dessen Hilfe man Herzfrequenz, Kontraktionskraft und Schlag-
volumen sowie pathologische Herzgeräusche abschätzen konnte
(Abb. 12).

Die Blutdruckmessung war lange Zeit eine Überwachungsgröße, die
für völlig vernachlässigbar gehalten wurde mit der Begründung,
daß die gemessenen Werte ohnehin nicht den Realitäten entsprä-
chen (Abb. 13).

Mit Sicherheit hat nicht die Entwicklung neuer Geräte zu einer
häufigeren Anwendung der Blutdruckmessung auch beim Neugeborenen und Säugling während der Anästhesie geführt, sondern vielmehr die bessere Einsicht in den Wert dieser Größen.

Daß mit Hilfe des präkordialen oder ösophagealen Stethoskops
neben einigen hämodynamischen Größen natürlich auch die respiratorischen Parameter, die Lage des Tubus, Obstruktion, Sekret-
ansammlung, Lungenstauung oder Dislokalisation des Tubus dia-
gnostiziert werden konnten, steht außer Zweifel. Die Ventila-
tionsgröße allerdings hing weitgehend vom Hörvermögen des Anästhesisten sowie dessen Aufsicht auf den Thorax des Patienten
ab.

Neben der Beurteilung der Hautfarbe und der Hautdurchblutung
gelangten zunehmend die Parameter des Säuren-Basen-Haushalts,
aber insbesondere die endexspiratorische CO_2-Messung in den
Vordergrund des Interesses.

Die Punktion einer Vene - zweifellos beim jungen Säugling pro-
blematischer als beim älteren Kind und Erwachsenen - war nur
in wenigen Zentren schon vor 20 Jahren Routine; meist wurde die

Anästhesie per inhalationem eingeleitet, die endotracheale Intubation nur bei langdauernden Narkosen gewagt, mit Tuben, deren Rechtfertigung oft genug im Bereich des Irrationalen lag.

In den letzten Jahren hat sich die Diskussion um Probleme der
Anästhesie im Kindesalter einen Vergleich mit den qualitativen
Verbesserungen der Anästhesie beim Erwachsenen gefallen lassen
müssen. Wenn die Anästhesie im Erwachsenenalter heute allein
vom technisch-apparativen Aufwand einen Standard erreicht hat,
der höchstmögliche Sicherheit garantieren hilft, so sind Kom-
promisse bei nicht minder risikoreichen Anästhesien im Neuge-
borenen- und Säuglingsalter keinesfalls mehr vertretbar.

Literatur

1. AYRE, P.: The T-piece technique. Brit. J. Anaesth. 28, 520
   (1965)

2. BLOOMQUIST, E. R.: Pediatric circle absorber. Anesthesiology
   18, 787 (1957)

3. BÜTTNER, W., MALOTKI, D.: Narkosegas-Absaugung für das Jackson-Rees-System. Prakt. Anästh. 14, 352 (1979)

4. DAHL, H. D.: Narkosegasabsaugung beim Digby-Leigh-Ventil.
   Prakt. Anästh. 14, 348 (1979)

5. DAVENPORT, H. T.: Paediatric anaesthesia. London: Heinemann
   Medical Books Ltd. 1973

6. DICK, W., AHNEFELD, F. W.: Kinderanästhesie. Berlin, Heidelberg, New York: Springer 1978

7. DROH, R.: Das Kuhnsche Kinderbesteck, ein verbessertes Nar-
   kose- und Beatmungsgerät für Säuglinge und Kleinkinder.
   Anaesthesist 16, 248 (1967)

8. FINK, B. R.: A nonrebreathing valve of new design. Anesthesiology 15, 471 (1954)

9. KEUSKAMP, D. H. G.: Wechseldruckbeatmung beim Kleinkind und
   Säugling mittels eines modifizierten Ayreschen T-Verbindungs-
   stückes. Anaesthesist 12, 7 (1963)

10. LEIGH, M. D., BELTON, M. K.: Pediatric anesthesiology. New
    York: Macmillan 1960

11. RENDELL-BAKER, L., SOUCEK, D. H.: Advances in pediatric
    equipment. Scientific exhibit. A. S. A. 1961

12. REES, G. J.: Pediatric anaesthesia. Brit. J. Anaesth. 32,
    132 (1960)

13. SMITH, R. M.: The pediatric anesthetist, 1950 - 1975. An-
    esthesiology 43, 144 (1975)

14. SCHETTLER, D., PODLESCH, I.: Methoden der Atemminutenvolu-
    menbestimmung bei Säuglingen. Z. prakt. Anästh. Wiederbeleb.
    6, 294 (1971)

15. SMITH, R. M.: Anesthesia for infants and children. St. Louis,
    Toronto, London: Mosby Company 1980

16. STEPHEN, C. R., SLATER, H. M.: A nonresisting, nonrebreathing
    valve. Anesthesiology 9, 550 (1948)

17. VOSS, T. J. V.: The adaptation of ventilators for anaesthesia,
    with particular reference to paediatric anaesthesia. S. A.
    Medical Journal 41, 1079 (1967)

18. WILTON, T. N. P., WILSON, F.: Neonatal anaesthesia. Oxford:
    Blackwell 1965

Narkosesysteme für die Kinderanästhesie

Von M. Semsroth und N. Mutz

Einleitung

Die große Vielfalt der in den vergangenen Jahren konstruierten
Kindernarkosesysteme mit immer wieder neuen Modifikationen
spricht allein schon dafür, daß die Anforderungen an diese Geräte noch nicht optimal und ausreichend erfüllt werden konnten.
Dabei ist hervorzuheben, daß Entwicklungen in allen drei Gruppen der vorhandenen Kindersysteme betrieben wurden. Wie aus Tabelle 1 zu ersehen ist, gehören zu diesen drei Gruppen einmal
halboffene Systeme als Modifikation des Ayreschen T-Stücks,
halboffene Systeme mit Nichtrückatmungsventilen und halbgeschlossene Systeme mit Kohlendioxydabsorbern.

Tabelle 1. Kindernarkosesysteme

---

1. Halboffene Systeme
Rees-System
Kuhn-System
Bain-System

2. Halboffene Systeme mit Nichtrückatmungsventilen
Stephen-Slater
Sierra
Lewis-Leigh
Ruben
Laerdal
Paedi-Ambu

3. Halbgeschlossene Systeme mit CO_2-Absorption
Ohio-Kinderzirkel
Bloomquist-Kinderzirkel
Adaptierter Erwachsenenzirkel
Erwachsenenzirkel

Zur Terminologie

Wir glauben, daß die uneinheitliche, vielfältige Terminologie
im internationalen Sprachgebrauch in der ersten Gruppe leicht
zur Verwirrung beigetragen hat, da die Bezeichnungen doch teilweise äußerst widersprüchlich klingen. Einerseits beziehen sich
die Standpunkte auf Funktionsmerkmale, die die CO_2-Verteilung
bzw. -Eliminierung betreffen. Dazu gehören:
Rückatmungs- bzw. partielle Rückatmungssysteme,
Nichtrückatmungssysteme und
Spülgassysteme.

Tabelle 2. Anforderungen an Kindernarkosesysteme

Sicherheit
Keine unkontrollierte Rückatmung
Beatmung: spontan
           assistiert
           kontrolliert
Beatmungsdruckmessung
Beatmungsvolumenmessung
Überschußventil
Störungsunanfällig
Niedrige Atemwegswiderstände

"Beatmungskomfort"
Anfeuchtung
Anwärmung
Regulierbarer PEEP
Variables Beatmungsmuster

Handhabung
Handlichkeit
Flexibilität
Auswechselbarkeit
Reinigung

Arbeitsplatz
Narkosegasabsaugung bzw. -filterung

Andererseits werden Konstruktionsmerkmale zum Ausdruck gebracht, wie:
Ayresches T-Stück und seine Modifikation und
halboffene Systeme.

Um zu einer einheitlichen Bezeichnung zu kommen, möchten wir den Terminus halboffenes System für diese Systemgruppe vorschlagen. Dieser Ausdruck beinhaltet nicht die Variable Frischgasflow und läßt sich am logischsten in die Gesamtheit der Kindernarkosesysteme einordnen (Siehe Tabelle 1).

Anforderungen an Kindernarkosesysteme

Wie es immer bei einem nehmenden (Kind) und einem gebenden Teil (Arzt) verschiedene Gesichtspunkte gibt, so müssen auch hier die Anforderungen von zwei Seiten her betrachtet werden - selbstverständlich immer mit Priorität für den Patienten.

Als Beispiel sei an das Rees-System erinnert. In seinem bestechend einfachen, ventillosen Aufbau ist es ein sehr sicheres, für Störungen weitgehend unanfälliges und ausgesprochen handliches System. Für den Anästhesisten selbst führt der benötigte hohe Frischgasflow und die damit verbundene Kontamination der Luft mit Narkosegasen zu keinen guten Arbeitsplatzbedingungen.

Die in Tabelle 2 angeführten Forderungen betreffen die Sicherheit, den Beatmungskomfort, die Handhabung und die Arbeitsplatzbedingungen.

Unkontrollierte Rückatmung bedeutet zweifellos eine große Gefahr für das Kind. Die drei Ventilationsformen sind bei den heutigen Narkosemitteln Voraussetzung für die Praktikabilität. Die fortlaufende Überwachung des manuell erzeugten Beatmungsdrucks und möglichst auch des Exspirationsvolumens sollten zum unerläßlichen Monitoring eines modernen Anästhesiesystems zählen. Durch versehentliche Obstruktion der Abgasöffnung können intolerabel hohe Druckwerte entstehen. Bei Neugeborenen entstehen während eines artifiziellen Verschlusses bei einem Frischgaszufluß von 2 l/min innerhalb von 2 s Drucke von etwa 280 mm Hg. Ein einwandfrei funktionierendes Überschußventil kann diese Gefahr leicht verhindern.

Die Möglichkeit, Inspirationsgase anfeuchten und anwärmen zu können, sollte immer bei länger als 1 h dauernden Narkosen vorhanden sein (4, 7). Bei Neugeborenen ist eine ausgeglichene Wärmebilanz oftmals nur mit diesem "Beatmungskomfort" zu erreichen.

Eine Beatmung mit regulierbarem PEEP ist in der Kinderanästhesie häufig indiziert. Da beim Säugling die funktionelle Residualkapazität im Verhältnis zur alveolären Ventilation mit 1 : 5 schon physiologisch bedeutend kleiner ist als beim Erwachsenen mit 1 : 1,5, und das Verschlußvolumen - das Volumen, bei dem sich die ersten Alveolen schließen - oftmals im Bereich der funktionellen Residualkapazität (FRC) liegt, wird der Gasaustausch mit PEEP-Beatmung bei zusätzlicher Einschränkung deutlich verbessert. Die Möglichkeit, das Beatmungsmuster variieren zu können, ist eine weitere Forderung für die Beatmungstechnik. Durch Verlängerung der Inspiration bis zu einer Umkehr des Atemzeitverhältnisses (I : E) können bei Verteilungsstörungen "langsame" Alveolen effektiver am Gasaustausch teilnehmen (3, 6, 10).

Die unter "Handhabung" angeführten Punkte, wie gute Handlichkeit und Flexibilität im Bereich der Konnektionen, sind für den Routinebedarf Voraussetzungen. Die schädlichen Auswirkungen einer chronischen Kontamination des Anästhesisten mit Narkosegasen sind unbestritten. Deswegen muß eine Möglichkeit zur Absaugung als dringliche Schutzmaßnahme für das exponierte Personal gelten (5).

Spezielle Systeme

Für kurze Narkosen oder für Einleitungen mit einem Respirator als Gasquelle verwenden wir ein modifiziertes System nach Jackson-Rees mit einem speziellen Ansatz (Firma Vital Signs, New York), bei dem das Frischgas bis nahe zum Ausgang des Adapters mund- bzw. tubusnah geführt wird (Abb. 1).

Mit angepaßter Atembeutelgröße (Tabelle 3) kann bei einem Frischgasflow, der dem dreifachen Atemminutenvolumen entspricht, mit

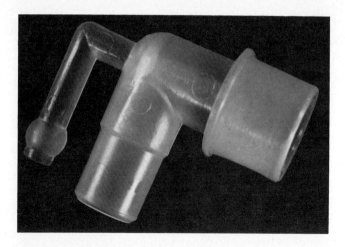

Abb. 1. Adapter für ein modifiziertes Jackson-Rees-System

Tabelle 3. Altersentsprechende Atembeutel

0,5		Jahre	500 ml
0,5 - 1,5	Jahre	700 ml
> 1,5		Jahre	1.000 ml

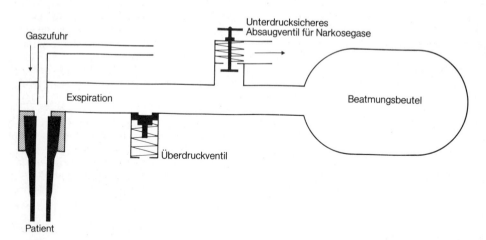

Abb. 2. Modifiziertes Kuhn-System mit Absaugmöglichkeit und
Überdruckventil

assistierter oder kontrollierter Beatmung ein adäquater Gasaustausch erreicht werden.

Daneben benutzen wir ein modifiziertes Kuhn-System (Abb. 2).

Um an diesem Besteck eine Absaugmöglichkeit zu haben, wurde
ein unterdrucksicheres, regulierbares Ausatemventil vor dem
geschlossenen Atembeutel montiert. Zusätzlich ist ein kleines
Überdruckventil zur sicheren Verhinderung eines Barotraumas eingebaut. Die Handlichkeit dieses Systems leidet natürlich etwas
gegenüber einem simplen ventillosen Aufbau. Das Gefühl für die
mechanischen Größen der Lungen und ihrer Veränderungen ist aber
voll erhalten.

Der beim Kuhn-System häufig verwendete Beutel-im-Beutel stellt
zwar ein einfaches System dar, die Handlichkeit, besonders aber
das Gefühl für die Lungen, leidet nach unseren Erfahrungen doch
zu sehr.

Bain-System

Ein besonders in Kanada und zunehmend in Amerika verbreitetes
Gerät ist das von BAIN modifizierte Mapleson-D-System (2, 8, 9).
Der geringe Aufwand ist bestechend. Da die Frischgaszuleitung
koaxial den gesamten Ausatemschenkel durchzieht und unmittelbar
vor dem Ansatz zur Maske oder Tubus endet (Gefahr einer unbe-
merkten Diskonnektion!), braucht nur ein leichtgewichtiger Fal-
tenschlauch gehandhabt zu werden (Abb. 3). Inspirationsgase
sind durch den besonderen Aufbau und Übergang bereits etwas er-
wärmt und angefeuchtet.

Natürlich besteht bei diesem System die potentielle Gefahr einer unkontrollierten CO_2-Retention. Deswegen sollte es möglichst
auch nur mit einem arteriellen oder endexspiratorischen CO_2-
Monitoring gebraucht werden. Wir haben bei zehn intubierten
lungengesunden Kindern unter 10 kg, die zur Herniotomie kamen,
unter Halothan-Lachgas-Sauerstoff und kontrollierter manueller
Beatmung mit einem Frischgasflow (FGF) von 1.000 + 100 ml/kg KG
arterielle Blutgase überprüft. Gleichzeitig wurden endexspiratorische CO_2-Werte mit einem Kapnographen gemessen (Abb. 4).
Die arteriellen CO_2-Werte lassen auf ausreichenden Frischgasflow schließen. Die enge Korrelation der simultan gemessenen
$P_E CO_2$-Werte ermöglicht eine kontinuierliche Überwachung der Beatmung. Bevorzugt kann es bei diagnostischen Eingriffen mit
Strahlenexposition eingesetzt werden. Durch den beliebig langen Exspirationsschlauch kann sich der Anästhesist möglichst
weit aus dem Strahlenfeld entfernen, ohne dabei den Atembeutel
aus der Hand geben zu müssen.

Paedi-System

In der Gruppe der halboffenen Systeme mit Nichtrückatemventilen
möchten wir auf das Paedi-System, das für Kinder bis maximal
20 kg geeignet ist, eingehen. Der Aufbau ist aus der Abb. 5 ersichtlich. Das Frischgas wird über den Inspirationsschlauch mit
Beatmungsdruckmesser und durch die Inspirationsöffnung bis unmittelbar vor den Patienten geführt. Die Exspiration erfolgt
durch die Auslaßöffnung des Ventils. Ein Überschußventil ist
mit dem Exspirationsteil kurzgeschlossen, so daß überschüssi-

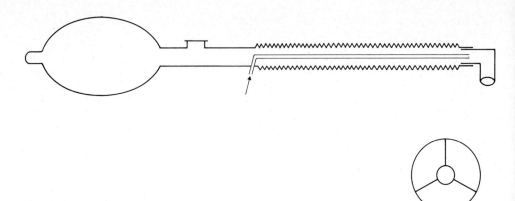

Abb. 3. Koaxialsystem nach Bain

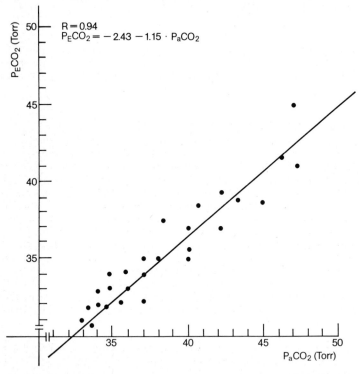

R = 0.94
$P_ECO_2 = -2.43 - 1.15 \cdot P_aCO_2$

Abb. 4. Korrelation von arteriellem und endexspiratorischem PCO₂ bei Kindern unter 10 kg KG während assistierter Beatmung mit dem Bain-System

ges Frischgas zusammen mit dem Spül- und Beatmungsgas hier abgesaugt werden kann.

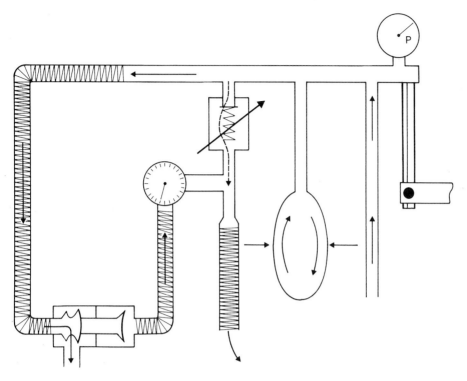

Abb. 5. Aufbau des Paedi-Systems

Der Gasstrom öffnet zunächst den Ventildeckel am Inspirationsteil und schließt gleichzeitig den Weg zum Ausgangsstutzen. Bei
Beendigung der Inspiration oder Insufflation kehrt die Membran
in die Ausgangsstellung zurück und verschließt somit diesen Teil
des Ventils. Das Exspirationsgas kann in den Ausgangteil ge-
langen. Während der endexspiratorischen Pause durchspült nach
Füllung des Reservoirbeutels das überschüssige Frischgas das
Ventil, indem der Ventilkörper in eine Mittelstellung geht und
in Richtung Ausgangsstutzen gleich wieder verläßt.

Die ausgezeichnete Handlichkeit und Flexibilität im klinischen
Gebrauch sind hervorzuheben. Der Ventiltotraum ist mit 0,8 ml
minimal.

Schwierigkeiten treten mit diesem System dann auf, wenn es bei
assistierter oder kontrollierter Maskenbeatmung nicht gelingt,
eine absolute Dichtigkeit zu erreichen. Der Beatmungsdruck
reicht zu Insufflationsbeginn nicht zu einer suffizienten Um-
schaltung des Ventils aus (Umschaltflow 13 $\pm$ 2 l/min). Die doppelte Funktion des inspiratorischen Teils des Ventilkörpers besteht einerseits darin, In- und Exspirationsphase zu trennen,
andererseits unter bestimmten Bedingungen den Frischgasflow
passieren zu lassen. Gerade diese Doppelfunktion des Ventils
hat sich als entscheidender Schwachpunkt des Systems herausge-
stellt. Wenn der Inspirationsflow so groß gewählt wird, daß

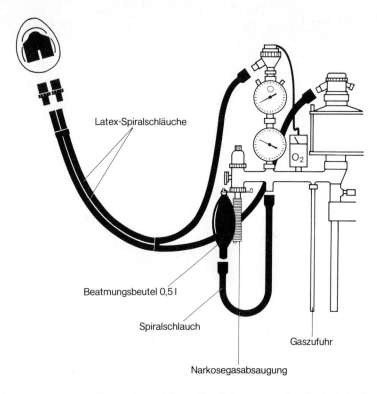

Latex-Spiralschläuche

Beatmungsbeutel 0,5 l

Spiralschlauch

Gaszufuhr

Narkosegasabsaugung

Abb. 6. Aufbau des für Säuglinge und Kleinkinder adaptierten Zirkelsystems

das Einatemventil auf dem Ausatmungsstutzen zu liegen kommt, ist eine ungehinderte Exspiration infolge der Druckdifferenz an dieser Membran nicht möglich. Auf der anderen Seite ist bei geringen Beatmungsdrücken der Verschluß des Ventils zur Exspirationsseite nicht ausreichend. Es kommt dann zu einer Vorwärtsleckage. Die Möglichkeit einer langsamen "bedarfsadaptierten" Inspirationsphase ist nicht möglich. Bei einem eingestellten Flow von 1 - 3 l/min war eine Beatmung ohne Auftreten eines Vibrationsgeräusches im Ventilteil praktisch nicht möglich. Auslösendes Moment zu einer genaueren Untersuchung war schließlich eine wiederholt auftretende komplette Okklusion des Ausatemteils während der Einleitungsphase.

Im Simulationsmodell konnten wir unter verschiedenen Parametervariationen feststellen, daß das im Ventil hörbare Vibrationsgeräusch immer mit erheblicher Ausatmungsbehinderung verbunden war. Massenspektrometrische Untersuchungen lassen auf eine Rückwärtsleckage im Ventil während der auftretenden Vibrationsgeräusche schließen.

Das Gas streift während des Exspiriums nicht durch den Ausgangsstutzen des Ventils, sondern möglicherweise auch auf die Inspirationsseite. Dadurch entsteht für den Ventildeckel die "Kon-

Tabelle 4. Adaptiertes Zirkelsystem.
Blutgase und pH-Werte bei Kindern bis 10 kg KG unter <u>Masken-narkose</u> mit Halothan-Lachgas-Sauerstoff (M ± SD)

	5 min nach Einleitung		45 min nach Einleitung	
Assistiert (n = 12)				
$PaCO_2$	34	± 5	38	± 6
PaO_2	87	± 11	90	± 9
pH	7,32	± 0,1	7,36	± 0,2
°C	36,6	± 0,3	36,5	± 0,3
Kontrolliert (n = 12)				
$PaCO_2$	36	± 7	35	± 8
PaO_2	89	± 13	92	± 11
pH	7,32	± 0,2	7,38	± 0,2
°C	36,6	± 0,2	36,2	± 0,4

Tabelle 5. Adaptiertes Zirkelsystem.
Blutgase und pH-Werte bei Kindern bis 10 kg KG unter <u>Intuba-tionsnarkose</u> mit Halothan-Lachgas-Sauerstoff (M ± SD)

	5 min nach Einleitung		45 min nach Einleitung	
Assistiert (n = 10)				
$PaCO_2$	33	± 6	35	± 6
PaO_2	89	± 7	92	± 6
pH	7,34	± 0,1	7,33	± 0,1
°C	36,5	± 0,2	36,2	± 0,4
Kontrolliert (n = 10)				
$PaCO_2$	34	± 7	36	± 6
PaO_2	90	± 5	105	± 11
pH	7,33	± 0,1	7,35	± 0,2
°C	36,6	± 0,2	36,0	± 0,3

fliktsituation": In- oder Exspiration. Die Folge ist unserer Erfahrung nach eine Behinderung des Exspiriums durch den am Ausgangsstutzen anliegenden Inspirationsventildeckel.

Adaptiertes Zirkelsystem

In jüngster Zeit benutzen wir bei Kindern bis maximal 20 kg KG das in Abb. 6 dargestellte und in Ulm entwickelte Zirkelsystem mit CO_2-Absorption (Kreissystem 7a der Firma Dräger) (1). Klein-lumige Latex-Spiralschläuche wie beim Paedi-System haben eine äußerst niedrige Systemcompliance (ca. 0,2 ml/mbar). Der dazu-gehörige Adapter hat einen sehr kleinen Totraum und bei Verwen-

dung von entsprechend kleinen Beatmungsbeuteln (Tabelle 3) ist
es möglich, auch Säuglinge und Kleinkinder mit diesem System
gut zu beatmen. In Tabelle 4 sind Blutgaswerte von zehn lungengesunden Kindern unter 10 kg KG (Herniotomie), die während
Maskennarkosen mit diesem Gerät entnommen wurden, dargestellt.
Auch während Intubationsnarkosen sind die Blutgase in der iden-
tischen Alters- und Operationsgruppe unauffällig.

Die gleichzeitige Anfeuchtung und Anwärmung der Gase, die Möglichkeit, den Beatmungsdruck messen zu können, zusammen mit der
Absaugmöglichkeit, lassen vermuten, daß dieses allen vertraute,
einfach zu handhabende und bei entsprechendem Monitoring (F_IO_2)
sichere System halboffene Geräte vom Rees- und Kuhn-Typ viel-
fach verdrängen wird.

Zusammenfassung

1. Die eingangs dargestellten Anforderungen an Systeme für die
   Kinderanästhesie setzen hohe, aber doch reale Ziele. Alle
   gestellten Forderungen können noch von keinem System voll
   erfüllt werden.

2. Trotzdem möchten wir feststellen, daß halboffene Systeme mit
   Absaugmöglichkeit für den Routinebedarf brauchbare Bestecke
   sind.

3. Das Paedi-System ist im Ansatz äußerst angenehm, doch halten wir es mit diesem Ventil für noch nicht ausgereift und
   unsicher.

4. Der adaptierte Zirkel ist dagegen eine gute Alternative für
   Kinder bis maximal 20 kg KG.

5. Für größere Kinder kann der Erwachsenenzirkel mit großen
   Schläuchen und entsprechendem Beatmungsbeutel empfohlen werden.

Literatur

1. ALTEMEYER, K. H., BREUCKING, E., RINTELEN, G., SCHMITZ, E.,
   DICK, W.: Experimentelle und klinische Untersuchungen zur
   Verwendung verschiedener Narkosesysteme im Säuglingsalter.
   In: Experimentelle Anaesthesie - Monitoring - Immunologie.
   Band 3 des ZAK 1979 Innsbruck (eds. B. HAID, G. MITTERSCHIFF-
   THALER), p. 95. Berlin, Heidelberg, New York: Springer 1981

2. BAIN, J. A., SPOEREL, W. E.: Flow requirements for a modi-
   fied Mapleson-D-System during controlled ventilation. Canad.
   Anaesth. Soc. J. 20, 629 (1973)

3. BAUM, M., BENZER, H., MUTZ, N., PAUSER, G., TONCZAR, L.: Inversed ratio ventilation (IRV). Die Rolle des Atemzeitverhältnisses in der Beatmung beim ARDS. Anaesthesist 29, 592
   (1980)

4. CHALON, J., LOEW, D. A. Y., MALEBRANCHE, J.: Effects of dry anesthetic gases on tracheobronchial ciliated epithelium. Anesthesiology 37, 338 (1972)

5. DUDZIAK, R.: Lehrbuch der Anästhesiologie, p. 105. Stuttgart, New York: Schattauer 1980

6. DUMA, S., BAUM, M., BENZER, H., KOLLER, W., MUTZ, N., PAUSER, G.: Inversed ratio ventilation (IRV) nach kardiochirurgischen Eingriffen. Anaesthesist 31, 549 (1982)

7. RACZ, G. B.: Humidification in a semi-open system for infant anesthesia. Anesth. Analg. 50, 995 (1971)

8. RAMANATHAN, S., CHALON, J., CAPAN, L., PATEL, Ch., TURNDORF, H.: Rebreathing characteristics of the Bain anesthesia circuit. Anesth. Analg. 56, 822 (1977)

9. RAYBURN, R. L., GRAVES, S. A.: A new concept in controlled ventilation of children with the Bain anesthetic circuit. Anesthesiology 48, 250 (1978)

10. REYNOLDS, E. O. R.: Management of hyaline membrane disease. Brit. med. Bull. 31, 1 (1975)

Narkosebeatmungsgeräte für die Kinderanästhesie

Von I. Podlesch

Bei Narkosen von über 15 - 20 min Dauer sollte aus pathophysio-
logischen Gründen beatmet werden (5). Zur Entlastung der Anästhesisten und wegen der konstanteren Beatmungsvolumina ist -
wenn immer möglich - eine apparative Beatmung vorzuziehen. Nach
eigenen Erfahrungen können Kinder nach Erreichen eines Körper-
gewichts von 10 kg - das entspricht bei unkomplizierter kind-
licher Entwicklung etwa dem Ende des ersten Lebensjahres - mit
normalen Erwachsenenrespiratoren beatmet werden. Lediglich während der Frühgeborenen-, der Neugeborenen- und Säuglingsphase
sind Kinderventilatoren oder Erwachsenenrespiratoren mit speziellen Vorrichtungen für Kinder notwendig.

Kinderrespiratoren

Kinderbeatmungsgeräte sind in der Regel nach dem apparativen
T-Stück-Verschlußprinzip arbeitende, halboffene Systeme, deren
Beurteilung auch unter dem Aspekt einer suffizienten Abgasbeseitigung erfolgen muß. In Tabelle 1 sind drei hierzulande ver-
breitete Kinderrespiratoren in den wesentlichen Eigenschaften
gegenübergestellt (Abb. 1 und 2).

Die Vorteile des Loosco-Ventilators liegen nach unserer Ansicht
darin, daß bei normalen Lungenverhältnissen des Kindes ein bei-
gefügtes Nomogramm die Einstellung des notwendigen Atemzugvolumens erheblich erleichtert; entsprechende Volumeter stehen
derzeit nicht zur Verfügung. Das Gerät ist außerdem sehr einfach zu handhaben. Nach zusätzlicher Ausrüstung mit einem Luft-
mischgerät kann zur Narkosebeatmung auch Luft benutzt werden.
Als Nachteile im Vergleich zu dem Babylog N sehen wir die bis
jetzt der individuellen Lösung überlassene Abgasbeseitigung an.
Die manuelle Beatmung kann lediglich über einen Knopf vorgenommen werden. Ein Atembeutel vermittelt dem Anästhesisten zuverlässige Hinweise für Störungen im Bereich der Atemwege bzw.
des Schlauchsystems. Günstige Erfahrungen mit dem von KEUSKAMP
(3) entwickelten Loosco Infant Ventilator und ausführlichere
Beschreibungen finden sich bei PODLESCH (5) und URBAN (7).

Zunehmend in den klinischen Einsatz gelangt der volumenkonstante, zeitgesteuerte Stephan-Pädiatrierespirator. Bis zum Vorliegen umfassenderer Erfahrungen scheint er die Vorteile der
erstgenannten Respiratoren in sich zu vereinen, ohne ihre Nachteile zu haben. Wünschenswert wäre noch die Möglichkeit der
Luftbeatmung. Alle genannten Respiratoren haben Beatmungsdruck-
anzeiger.

Tabelle 1. Spezielle Kindernarkosebeatmungsgeräte (halboffenes System)

Ventilator	Loosco* Amsterdam Infant mk 2	Babylog N** (Drägerwerk)	Stephan-Pädiatrie-respirator
Steuerung	zeitgesteuert	zeitgesteuert	zeitgesteuert, volumenkonstant
Betriebsart	elektrisch	pneumatisch	pneumatisch
Atemfrequenz/min	20 - 60	8 - 75	
AMV (l/min)	0,6 - 6,0		
Inspirationszeit (s)	0,25 - 1,5	0,3 - 2,0	0,4 - 2,0
Exspirationszeit (s)	0,5 - 2,25	0,5 - 6	0,4 - 2,0
I : E	1 : 1 - 1 : 3	4 : 1 - 1 : 20	1 : 1
Maximaler Inspirationsdruck (cm H_2O)	60	60	60
PEEP (cm H_2O) bis	10	10	10
Handbeatmung	Knopf	Beutel	Beutel
Abgasbeseitigung technisch	ungelöst	gelöst	

* Vertrieb: Fa. Hoyer, Bremen
** Vertrieb: Drägerwerk AG, Lübeck

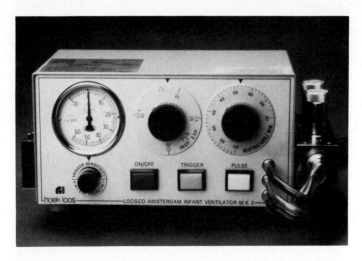

Abb. 1. Loosco Infant Ventilator

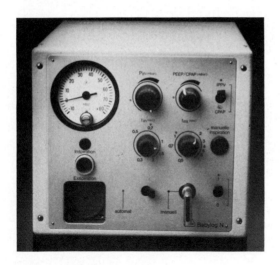

Abb. 2. Babylog N

Erwachsenenrespiratoren mit Zusatz zur Kinderbeatmung

Unter den Beatmungsgeräten für Erwachsene werden nur jene besprochen, die bei Frühgeborenen und Säuglingen eingesetzt werden können. Ab dem zweiten Lebensjahr kann aufgrund eigener Erfahrungen jeder Erwachsenenrespirator benutzt werden.

Tabelle 2 vergleicht Respiratoren, die eine Kinderbeatmung im halboffenen und halbgeschlossenen System erlauben. Das halboffene System impliziert einen hohen Verbrauch an Frischgas

Tabelle 2. Erwachsenenrespiratoren

Ventilator	Engström 300 C*	Servoventilator 900 C**	Dräger AV 1***
Antrieb	elektrisch	pneumatisch	pneumatisch
Steuerung	zeitgesteuert	zeit-, druckgesteuert	zeit-, druckgesteuert
Atemfrequenz/min	16 - 58	5 - 120	7 - 70
Atemminutenvolumen (O_2 + N_2O)	0 - 9	0,5 - 40	0 - 30
(L) (Luft)	0 - 10		
I : E	1 : 2	4 : 1 - 1 : 4	2 : 1 - 1 : 4
Maximaler Beatmungsdruck (cm H_2O)	90	120	100
PEEP (cm H_2O) bis	20	50	22
Diskonnektions- und Stenosealarm	+	+	+
Inspiratorischer Sauerstoffmonitor mit Alarmvorrichtung	-	+	+
Lachgassperre	+	-	+

* Vertrieb: Fa. Engström, München; Preis ca. DM 24.000.-- ohne Mehrwertsteuer
** Vertrieb: Fa. Siemens-Elema; Preis ca. DM 37.000.-- ohne Mehrwertsteuer
*** Vertrieb: Fa. Drägerwerk AG, Lübeck; Preis ca. DM 40.000.-- ohne Mehrwertsteuer
   Preise ohne Absaugvorrichtung und Vapor

und volatilen Anästhetika, so daß sein Einsatz angesichts stei-
gender Kosten im Gesundheitswesen und im Hinblick auf die Luft-
verschmutzung nicht mehr gerechtfertigt erscheint. Die in Tabelle 2 genannten Geräte haben Volumenmeßsysteme, deren Genauigkeit bisher keiner ausreichenden Prüfung unterzogen wurde. Die
Anzeigewerte sollten deshalb in Verbindung mit Blutgasanalysen
eher als Trendangaben interpretiert werden. Während bei dem
Engström-Respirator eine spezielle Kinderausrüstung bestellt
werden muß, kann mit dem Servo 900 C ohne Sondervorrichtungen
vom Frühgeborenen- bis zum Erwachsenenalter beatmet werden. Aufgrund seiner Konstruktion können allerdings häufiger Lecks auftreten.

Unter Verwendung spezieller Schlauchsysteme ist es heute möglich, auch Säuglinge im halbgeschlossenen System zu beatmen.
Im Vergleich zu den im Erwachsenenalter benutzten Schläuchen
haben diese Kinderkreissysteme durch Drahtstabilisierung oder
Verwendung besonders fester Materialien eine niedrige Schlauch-
compliance. Die Konen und das Y-Stück haben durch Anwendung
kleinerer Durchmesser einen minimalen Totraum. Ein Kinderkreissystem wurde erstmals von ENGSTRÖM (2) angegeben. Neue Impulse
zur Anwendung von Kreissystemen zur Säuglingsbeatmung kamen
aus der Ulmer Arbeitsgruppe (1). Dieses Kinderkreissystem oder
"Ulmer Kinderset" kann derzeit über die Firmen Rüsch oder Dräger bezogen werden. PARAVICINI und VIETOR (4) haben dieses
Kreissystem zusammen mit einem kleinen CO_2-Absorber (Inhalt
250 ml) und einem Atembalg für Kinder an den Respiratoren Pul-
momat 19 und Spiromat 650/656 (Drägerwerk AG, Lübeck) mit Er-
folg bei 50 Säuglingen und Kleinkindern eingesetzt. Unter Wahl
eines Atemzugvolumens in Höhe von 10 ml/kg KG und der Atemfrequenz nach Radford-Schema erwies sich eine Frischgaszufuhr von
800 ml O_2 und 1.200 ml N_2O/min als ausreichend.

Diese Ergebnisse widersprechen nicht - wie die Autoren inter-
pretieren - eigenen Untersuchungen (6), die das Radford-Nomo-
gramm für Säuglinge als unzureichend erachteten, denn das normalerweise aus Körpergewicht und Atemfrequenz anhand des Rad-
ford-Nomogramms ermittelte Atemzugvolumen liegt niedriger als
das von den Autoren mit 10 ml/kg KG gewählte.

Wir selbst hatten bisher Gelegenheit, das Kinderkreissystem
bei Säuglingen im ersten Lebenshalbjahr ohne Verwendung spezieller Kinderbälge in Verbindung mit den Respiratoren AV 1
(Drägerwerk AG, Lübeck) und Logic 03-Ventilator (Fa. ATM/
Medishield, Paris Malapas) einzusetzen. Das Beatmungsvolumen
wurde unter Berücksichtigung des respiratorspezifischen Kom-
pressionsvolumens dem Nomogramm nach Engström entnommen. Arterielle Blutgasanalysen ergaben keinerlei Hinweise für eine
Hypoventilation.

Insgesamt erscheint die Beatmung von Säuglingen mit Kreissystem
einfacher und kostensparender als die vorher genannten Systeme
bzw. Respiratoren. Physiologischere Verhältnisse sind auch im
Hinblick auf die Anfeuchtung und Erwärmung der Atemluft gegeben. Für den Einsatz von Erwachsenenbeatmungsgeräten in Kombi-
nation mit dem Kinderkreissystem bei Früh- und Neugeborenen ist

letztlich entscheidend, ob die Atemfrequenz hoch und das Atemminutenvolumen niedrig genug eingestellt werden können.

Literatur

1. ALTEMEYER, K. H., BREUCKING, E., RINTELEN, G., SCHMITZ, E.,
   DICK, W.: Experimentelle und klinische Untersuchungen zur
   Verwendung verschiedener Narkosesysteme im Säuglingsalter.
   In: Experimentelle Anaesthesie - Monitoring - Immunologie.
   Band 3 des ZAK 1979 Innsbruck (eds. B. HAID, G. MITTERSCHIFF-
   THALER), p. 95. Berlin, Heidelberg, New York: Springer 1981

2. ENGSTRÖM, C. G., HERZOG, P., NORLANDER, O. O., SWENSON, S. A.:
   Ventilation nomogram for the newborn and small children to
   be used with the Engström respirator. Acta anaesth. scand.
   6, 175 (1962)

3. KEUSKAMP, D. H. G.: Wechseldruckbeatmung beim Kleinkind und
   Säugling mittels eines modifizierten Ayreschen-T-Verbindungs-
   stückes. Anaesthesist 12, 7 (1963)

4. PARAVICINI, D., VIETOR, G.: Erste Erfahrungen mit dem neuen
   Dräger-Narkosekreissystem für Säuglinge und Kleinkinder. Anästh. Intensivther. Notfallmed. 16, 219 (1981)

5. PODLESCH, I.: Anästhesie und Intensivbehandlung im Säuglings-
   und Kindesalter, p. 73. Stuttgart: Thieme 1977

6. PODLESCH, I., PURSCHKE, R., SCHETTLER, D.: Untersuchungen
   über die Brauchbarkeit der Nomogramme nach Engström und nach
   Radford zur künstlichen Beatmung von Säuglingen. Anaesthesist
   22, 106 (1973)

7. URBAN, B. J., WEITZNER, St. W.: The Amsterdam infant ventilator and the Ayre-piece in mechanical ventilation. Anesthesiology 40, 423 (1974)

Überwachung der Narkosebeatmung im Kindesalter

Von K.-H. Altemeyer, Th. Fösel und H. Heinrich

Durch unsere Narkoseverfahren schalten wir die Atemregulation zum Teil oder vollständig aus. D. h. daß wir für eine adäquate Ventilation und deren Kontrolle sorgen müssen. Es gibt sicherlich keine Diskussion darüber, daß diese Überwachung in irgendeiner Form gewährleistet sein muß, über das Wie und in welchem Umfang gehen die Meinungen sicher schon eher auseinander. Das Ausmaß einer Überwachung hängt sicher vom Risiko für das Kind ab, d. h. inwieweit die Erkrankung selbst, der operative Eingriff oder eine mögliche Vorschädigung der Lunge die Ventilation während der Narkose zum Risiko werden läßt. Um dieses Risiko näher zu klassifizieren, haben wir willkürlich drei Gruppen festgelegt. In die erste Gruppe sind Kinder einzuordnen, die ohne pulmonale Risikofaktoren sind, deren Beatmung unproblematisch ist und bei denen lediglich kurzdauernde operative Eingriffe, wie z. B. die Operation einer Leistenhernie oder Nabelhernie, vorgenommen werden müssen.

In die zweite Gruppe haben wir Kinder ohne pulmonale Risikofaktoren eingeordnet, deren Beatmung nach initialer Einstellung weitgehend konstant bleibt und bei denen mittellange oder langdauernde operative Eingriffe vorgenommen werden müssen, wie z. B. eine Umstellungsosteotomie oder eine Ureterneueinpflanzung.

In die dritte Gruppe gehören alle großen operativen Eingriffe im Neugeborenenalter, wie z. B. die Operation eines Enterothorax, einer Ösophagusatresie, einer Omphalozele oder einer Gastroschisis. Ebenso gehören in diese Gruppe alle Operationen bei Frühgeborenen, wie z. B. die Ligatur eines offenen Ductus Botalli.

Das Ausmaß der Überwachung hängt natürlich nicht nur vom kindlichen Risiko und vom Umfang des operativen Eingriffs ab, sondern auch von der Erfahrung, die der betroffene Anästhesist für die Narkose mitbringt. Erfahrung in der Beatmung dieser Altersstufen ist sicher ein gutes Kriterium, man muß sich aber immer vor Augen halten, daß Erfahrung eine sehr subjektive Größe ist, die zum Teil nicht überprüfbar und vor allen Dingen sehr schlecht weiterzugeben ist. Ich erinnere mich noch sehr gut an die Zeit, als zur Kreislaufüberwachung die Kapillarfüllung, die Herzfrequenz, die Herztonqualität und die Qualität der Radialispulse die einzigen Kriterien waren. Als dann die Möglichkeit der unblutigen Druckmessung kam, mußten wir überrascht feststellen, wie häufig wir mit den vorweg genannten Größen eine Fehlbeurteilung vorgenommen hatten. Dieses Erlebnis führte zwangsläufig zu der Frage, ob wir uns bei der Narkosebeatmung im Kindesalter nicht in ähnlichen Irrtumsbreiten bewegen würden. Wir müssen uns immer wieder vor Augen halten, daß die meisten Kindernarkosen nicht von Spezialisten durchgeführt werden, sondern von

Kollegen, die nur ab und zu mit diesen Problemen konfrontiert werden. Aus diesen Gründen ist es sicherlich sinnvoll, objektive Kriterien für die Narkosebeatmung von Kindern in die Hand zu bekommen, die leichter zu vermitteln sind und anhand derer auch ein Nicht-Spezialist die Qualität der Beatmung überprüfen kann.

Um hier Erfahrungen zu sammeln, haben wir bei 48 Säuglingen und Kleinkindern, die mit dem modifizierten Kuhn-System beatmet wurden und die sich kleinen Eingriffen, wie die Operation einer Leistenhernie, Nabelhernie oder Retentio testis, unterziehen mußten, etwa 15 min nach Operationsbeginn eine kapilläre Blutgasanalyse gemacht. Die Überwachung der Beatmung erfolgte allein mit dem präkordialen Stethoskop. Die Beatmung wurde von dem für den OP-Saal zuständigen Assistenten vorgenommen, dabei stand immer ein in der Kinderanästhesie erfahrener Kollege.

Die Altersverteilung der Patienten zeigte ein Maximum im ersten Lebensjahr, die geringste Zahl lag zwischen dem dritten und vierten Lebensjahr (Tabelle 1). Es handelte sich also um die typische Altersverteilung für den Einsatz des Kuhn-Systems. Der Frischgasflow im Kuhn-System lag bei unseren Untersuchungen bei 6 l/min.

Tabelle 1. Altersverteilung der untersuchten Kinder (n = 48)

0 - 1 Jahr:	23 Kinder
1 - 2 Jahre:	13 Kinder
2 - 3 Jahre:	8 Kinder
3 - 4 Jahre:	4 Kinder

In Abb. 1 sind die Ergebnisse der kapillären Blutgasanalyse eingetragen, aufgezeichnet sind alle Einzelwerte und - deutlich markiert - der dazugehörige Median. Der PO_2 liegt für die kapilläre Blutgasanalyse, von wenigen Ausnahmen abgesehen, im Normbereich. Der PCO_2 liegt im Median bei 32 Torr, also an der untersten Grenze. Ein Drittel der Gesamtwerte liegt um 30 Torr und darunter, zwischen 30 und 20 Torr liegen 12, unter 20 Torr immerhin noch sechs der gemessenen Werte. D. h. daß bei Verwendung des Kuhn-Systems der Hang zur Hyperventilation sehr groß ist und das, obwohl bei unseren Untersuchungen der Beatmungsdruck durch ein Überdruckventil begrenzt war. Als Zeichen dieser Hyperventilation liegt der pH-Wert in acht Fällen über 7,45; die Ursache für den häufig hohen negativen Basenüberschuß sehen wir in den oft langen präoperativen Nüchternzeiten, bedingt durch teilweise lange Operationszeiten.

Ich möchte nun zu den Möglichkeiten der direkten Überwachungsmaßnahmen für die Narkoseventilation kommen. Das präkordiale Stethoskop ist unserer Meinung nach als einfache Überwachungsmaßnahme bei jeder Narkose im Kindesalter obligat. Es bleibt nur die Frage, ob es in jedem Fall ausreicht.

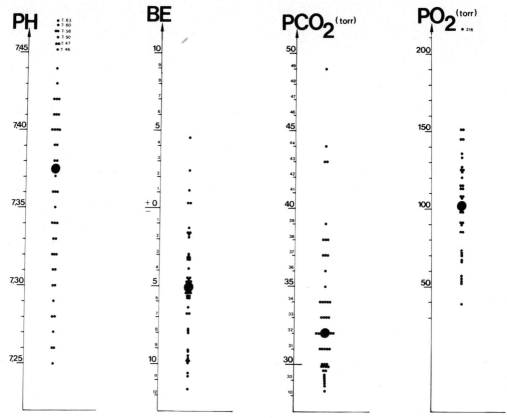

Abb. 1. Ergebnisse der kapillären Blutgasanalyse bei den untersuchten Kindern

Für die Überwachung der Narkosebeatmung ist nicht nur das Hö-
ren, sondern auch das Sehen von Bedeutung. D. h. in praxi, die
Beurteilung der Hautfarbe z. B. im Bereich der Fingerkuppen ist
ein gutes, allerdings auch nur grobes Kriterium. Dennoch sollte
man natürlich auf diese einfachen Überwachungsgrößen nicht verzichten.

Die kontinuierliche Überwachung der Sauerstoffkonzentration in
der Inspirationsluft oder im Frischgas wird heute für Narkosen
bei Erwachsenen im Sinne der Sicherheit gefordert. Es gibt eigentlich keinen vernünftigen Grund, diese Forderung nicht auf
Narkosen im Kindesalter auszuweiten. Von den Argumenten her
gibt es sicher für das Kindesalter nicht weniger, sondern eher
mehr Gründe, den inspiratorischen O_2-Anteil zu kennen.

Die Überwachung des Beatmungsdrucks ist bei Erwachsenennarko-
sen Routine, bei Verwendung von Kindersystemen bisher die Ausnahme. Nicht weil die Druckmessung eigentlich unerwünscht wäre,
sondern weil die speziellen Narkosesysteme eine Druckmessung
per se nicht vorgesehen haben. Dabei ist die Druckmessung ein
gutes Maß für den Funktionszustand der Lunge, für mögliche Tu-

busverlegungen, Abknickungen oder Dekonnektionen, ebenso wie
für Tubusfehllagen. Die Notwendigkeit einer Druckmessung kann
bei Handbeatmung diskutiert werden, sie sollte aber bei maschineller Beatmung immer vorhanden sein. Ebenso sollte eine Druckmessung immer auch eine Überdrucksicherung beinhalten, ein Un-
erfahrener kann z. B. selbst mit dem Kuhn-System sehr schnell
in gefährliche Druckbereiche kommen.

Von den zur Zeit zur Verfügung stehenden Überwachungsmöglich-
keiten in der Narkosebeatmung im Kindesalter haben wir neben
der optischen Kontrolle das präkordiale Stethoskop, die inspiratorische Sauerstoffmessung und die Beatmungsdruckmessung an-
gesprochen. Zur Verfügung stehen außerdem noch die Messung des
Exspirationsvolumens, die endexspiratorische CO_2-Messung, die
transkutane Sauerstoffmessung und die Blutgasanalyse. Ob überhaupt und unter welchen Voraussetzungen diese Überwachungsver-
fahren bei der Anästhesie im Kindesalter ihren Platz haben,
wird in den nächsten Beiträgen dargestellt werden. Im Anschluß
daran sollte man nach Kenntnis dieser Details dann die Diskussion darüber führen, ob, ausgehend vom Risiko des Kindes, eine
Empfehlung für eine gestaffelte Überwachung möglich ist.

Die transkutane PO_2- und PCO_2-Messung – eine Möglichkeit zur Narkoseüberwachung bei Kleinkindern?

Von P. Dangel

Die Überwachung von Beatmung und Sauerstoffzufuhr während der Narkose ist beim Neugeborenen besonders schwierig, weil sowohl die alveoläre Ventilation als auch die Oxygenierung des arteriellen Bluts häufigen, rasch auftretenden und manchmal großen Schwankungen unterliegen. Schon die Manipulationen des Chirurgen, manchmal nur das Gewicht seiner Hände, können gefährliche Änderungen der arteriellen PO_2- und PCO_2-Werte hervorrufen. Selbst größere Entgleisungen können durch beste klinische Beobachtung des Patienten nicht so leicht wie bei älteren Patienten erkannt werden. Die Hyperventilation ist mit keiner konstanten klinischen Symptomatik verbunden. Die Hypoventilation, welche sich bei erwachsenen Patienten durch Schwitzen, Tachykardie und Blutdruckanstieg bemerkbar machen kann, verläuft beim Neugeborenen ebenfalls weitgehend asymptomatisch. Wegen der nach links verschobenen Sauerstoffdissoziationskurve des Neugeborenen (6) lassen sich zudem auch Störungen der Oxygenation nicht ohne weiteres von Auge erkennen. Man nimmt an, daß beim Neugeborenen arterielle PO_2-Werte von 6,0 kPa bzw. 45 mm Hg wegen der Gefahr des Auftretens von hypoxischen Schädigungen nicht unterschritten werden sollten. Da das fetale Hämoglobin sich in diesem kritischen Bereich der Sauerstoffspannung aber noch zu über 80 % mit Sauerstoff sättigt, ist die Gefahr durch bloße Beobachtung des Kindes, welches eventuell noch ganz rosig aussieht, nicht zu erkennen. Aber auch Hyperoxie ist gefährlich, da sie die Augen des Neugeborenen gefährdet. Sie entsteht nicht selten in der Folge von zu reichlichem Sauerstoffangebot aus Angst vor Hypoxie. Auch hier genügt die klinische Beobachtung allein zum Ausschluß dieser Gefahr nicht. Nur die Messung der arteriellen Sauerstoffspannung kann die gefährdeten Patienten vor hypoxischen Schäden bzw. vor Erblindung durch retrolentale Fibroplasie schützen.

In der Neonatologie gehört die genaue Überwachung der arteriellen Sauerstoffspannung bei gefährdeten Früh- und Neugeborenen, insbesondere bei mit Sauerstoff behandelten Patienten, zur Routine. Die Bestimmung erfolgt entweder in arteriellem Blut, welches aus in die Nabelarterie oder die Arteria radialis eingeführten Kathetern entnommen wird, oder mittels der transkutanen Sauerstoffmessung. In instabilen Situationen werden beide Methoden kombiniert. Das Ziel der Überwachung ist es, arterielle Sauerstoffwerte unter 6,0 bzw. über 14,0 kPa (45 bzw. 105 mm Hg) und damit die Gefahren von Hypoxie und Hyperoxie zu vermeiden.

Die Maßnahmen im Operationssaal zur Verhütung der gleichen Gefahren stecken noch weitgehend in den Kinderschuhen. Das Risiko, während der Anästhesie durch zu wenig oder auch durch zu viel Sauerstoff geschädigt zu werden, wurde erst in den letzten Jah-

ren erkannt. Tatsächlich können Augenschädigungen durch Sauerstoff auch während relativ kurzdauernder Sauerstoffexposition
im Rahmen der Allgemeinanästhesie auftreten. Besonders eindrück-
lich wird dies anhand der von BETTS et al. (2) und MERRIT et al.
(7) publizierten unfreiwilligen Kontrollversuchen an Zwillings-
paaren gezeigt. Ein Zwilling überlebte trotz Intensivbehandlung
mit Intubation, Beatmung und Exposition mit vorübergehend hoher
inspiratorischer Sauerstoffkonzentration mit gesunden Augen.
In beiden Fällen erhielt der andere, vorher gesunde Zwilling
einmal während einer Narkose für die Operation einer Duodenal-
atresie, im anderen Fall während der Laparotomie zur Behebung
eines Ileus bei Malrotationssyndrom eine inspiratorische Sauerstoffkonzentration zwischen 25 und 100 % ohne genügende Überwachung der arteriellen Sauerstoffspannung. Das eine Kind wies
im Alter von sieben Monaten eine vernarbende retrolentale Fibroplasie mit Myopie und Astigmatismus auf, das zweite eine bi-
laterale Netzhautablösung bei einseitig geschrumpftem Augen-
bulbus und erblindete trotz mehrerer Netzhautoperationen. Aus
einer Arbeit von QUINN et al. (8) geht hervor, daß die Vaskula-
risation der Retina nicht bei jedem Termingeboren schon reif ist,
sondern daß in 19 % der Termingeborenen eine unreife und damit
sauerstoffempfindliche Retina bis zum theoretischen Alter von
44 Gestationswochen besteht. Die Zahl der gut untersuchten älteren Kinder ist noch zu klein, um die Möglichkeit der Retina-
Unreife in den folgenden Wochen der ersten zwei Lebensmonate
sicher auszuschließen. Für den Anästhesisten bedeutet dies, daß
jedes Neugeborene und jeder kleine Säugling im Alter von erst
wenigen Wochen als gefährdet zu betrachten sind. Es gilt, arterielle Sauerstoffspannungen unter oder oberhalb des Bereichs
von 6 - 14 kPa bzw. von 45 - 105 mm Hg zu vermeiden. Dazu wird
eine Überwachung mittels objektiver Kriterien benötigt.

Leider gibt es eine ganz einfache Methode zur Messung der arteriellen Sauerstoffspannung während Anästhesie und Operation
bisher nicht. Weil die PO_2-Bestimmung aus Kapillarblut keine
zuverlässigen Resultate liefert (1), stand bisher nur die PO_2-
Messung in arteriellen Blutproben aus dem Nabelarterienkathe-
ter oder kanülierten peripheren Arterien zur Verfügung. Diese
Technik ist zwar einfach und billig, aber invasiv und damit
nicht ganz gefahrlos. Außerdem liefert sie nur punktuelle Werte.
Aus der Bauchaorta gewonnene PO_2-Werte können überdies bei
Rechts-links-Shunt durch den noch oder wieder offenen Ductus
Botalli von der ins Gehirn und in die Augen gelangenden O_2-
Spannung erheblich differieren. Auch die transkutane Meßmetho-
de wurde im Operationssaal angewendet. Sie hat den Vorteil,
nicht invasiv zu sein und eine kontinuierliche Überwachung der
präduktalen Sauerstoffspannung zu gewährleisten, wenn die Elektrode im Bereich der rechten Schulter plaziert wird. Bei Neugeborenen im Inkubator wurde eine sehr gute Korrelation mit den
arteriellen PO_2-Werten nachgewiesen. Die Meßgenauigkeit ist
aber stark von der Hautperfusion abhängig. Schon bei leichtem
Druck auf die Elektrode, wie z. B. durch Abdecktücher auf dem
Operationstisch, bei schlechter Perfusion im Schock, bei Hypothermie und bei Hautödemen können falsche Resultate entstehen.
Da die genannten Einflüsse während einer längerdauernden Anästhesie praktisch nie völlig vermeidbar sind, ist die trans-

kutane Messung als perioperative Überwachung in Frage gestellt. Dazu kommt, daß Inhalationsanästhetika, wie Lachgas und Halothan, die Polarisation der Sauerstoffelektrode verändern und die Meßgenauigkeit beeinflussen. Durch Lachgas entsteht an Silberelektroden ein konstanter Fehler. Dieser könnte zwar vor der Narkose in vitro ermittelt werden, die Voreichung ist aber eine zeitraubende und komplizierte Prozedur. Halothan stört noch stärker. Es wird an der Edelmetallelektrode reduziert; durch den dabei entstehenden Zusatzstrom entstehen zu hohe PO_2-Werte. Der Drift ist konzentrationsabhängig; er beträgt bei einer 1%igen Halothankonzentration 2 kPa/h und nimmt mit der Zeit dauernd zu. Die Störungen könnten durch Anwendung von Goldelektroden, von geeignetem pH der Elektrolytlösung und von halothanundurchlässigen Mylarmembranen eliminiert werden (3, 4).

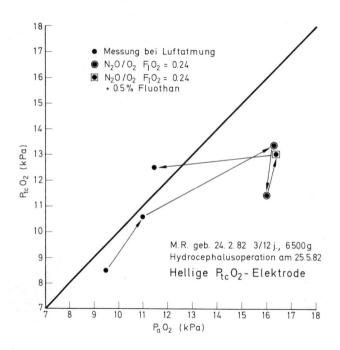

Abb. 1. Transkutane PO_2-Messung während Narkose. Unter Luftatmung genügende Korrelation mit arteriellen Werten, starke Abweichungen nach Gabe von Lachgas bzw. Halothan

In der Abb. 1 wird die Problematik der transkutanen Sauerstoffmessung unter den Bedingungen einer Narkose demonstriert. Ein drei Monate altes Kind wurde während einer Hydrozephalusoperation, deren lange Dauer vorauszusehen war, zunächst mit Luft beatmet. Während unter Luftbeatmung die transkutanen Werte relativ gut mit den gleichzeitig arteriell gemessenen korrelierten, maß die Elektrode nach Zugabe von Lachgas und schließlich von Halothan immer ungenauer. Daß bei diesem Kind entgegen den Erwartungen zu tiefe transkutane Meßwerte entstanden, ist ver-

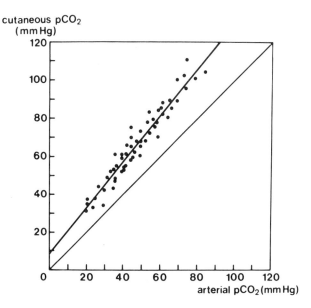

cutaneous pCO$_2$ (mmHg)

arterial pCO$_2$ (mmHg)

Abb. 2. Relation zwischen transkutanem und arteriellem PCO$_2$ bei Neugeborenen (Aus 5)

mutlich auf den Einfluß der nicht konstant haltbaren Hautdurchblutung und Hauttemperatur zurückzuführen. Erst 20 min nach Abschalten von Lachgas und Sauerstoff am Ende der Operation stimmten der transkutane und der arterielle Meßwert überein. Es ist unter Anästhesie- und Operationsbedingungen schwierig, genügend genaue Messungen mit der transkutanen Sauerstoffelektrode zu erreichen. Diese teure und ziemlich zeitraubende Meßtechnik ist deshalb im Operationssaal vorläufig nicht oder höchstens gleichzeitig mit der arteriellen Kontrolle und nur während längerer Eingriffe anwendbar. Die Methode scheint vorläufig der neonatalen Intensivstation vorbehalten zu bleiben, im Operationssaal sind wir weiterhin auf die arteriellen Blutentnahmen angewiesen.

Besser steht es um die perioperative Überwachung der arteriellen Kohlensäurespannung. Neben der Messung im arteriellen, venösen oder kapillären Blut, welche allerdings wieder nur punktuelle Resultate liefert, stehen heute eine transkutane Meßtechnik und auch beim Kleinkind die Möglichkeit der endexspiratorischen PCO$_2$-Messung zur Verfügung. Die transkutane Meßtechnik verwendet eine jetzt serienreife pH-Elektrode, deren Meßgenauigkeit weniger als die der PO$_2$-Elektrode durch Änderungen der Hautdurchblutung beeinflußt wird. Sie ergibt auch bei relativ schlechten Kreislaufverhältnissen am Kleinkind noch akzeptable Meßwerte (9). Außerdem stören bei dieser Elektrode Lachgas und Halothan nicht. Bei jedem Patienten resultiert jedoch ein individueller Meßfehler, welcher mit einer arteriellen Kontrollmessung festzustellen und nachher rechnerisch zu korrigieren ist. Die Abb. 2 ist einer Arbeit von KELLER (5) entnommen und zeigt, daß die transkutane PCO$_2$-Messung mit einem

38

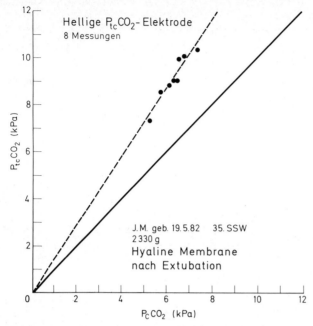

Abb. 3. Transkutane Messung und arterielle Kontrolle der CO₂-Spannung

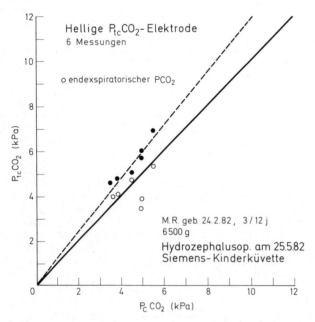

Abb. 4. Wie Abb. 3, aber während Narkose (Punkte), gleichzeitig endexspiratorische CO₂-Messung (Kreise)

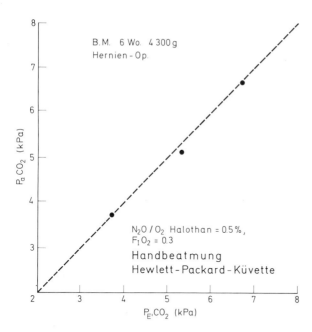

Abb. 5. Relation zwischen endexspiratorischer und arterieller Kohlensäurespannung (Hewlett-Packard)

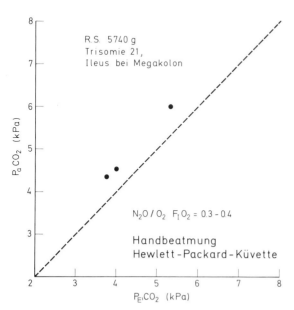

Abb. 6. Relation zwischen endexspiratorischer und arterieller Kohlensäurespannung (Hewlett-Packard)

konstanten Fehler von der arteriellen Blutgasanalyse abweicht.
Die Abb. 3 und 4 zeigen die Korrelationen von den in der Intensivbehandlung bzw. unter Narkosebedingungen gemachten Bestim-
mungen mit den gleichzeitig abgenommenen arteriellen PCO_2-Wer-
ten. War der Meßfehler einmal bestimmt, war es leicht möglich,
die Beatmung adäquat zu überwachen. Die Anzeige der transkutanen PCO_2-Werte erfolgt relativ träge, zu langsam, um akute Ven-
tilationsstörungen rechtzeitig erkennbar zu machen. Außerdem
ist diese Messung an eine teuere Apparatur gebunden und dürfte
vorläufig nur Anästhesisten zur Verfügung stehen, welche eng
mit einer neonatologischen Intensivstation zusammenarbeiten.

Wir haben auch versucht, bei Kleinkindern die Einstellung der
Beatmung während der Anästhesie mittels Kapnometrie zu beurtei-
len. Die endexspiratorische Kohlensäurekonzentration wurde mit
zwei verschiedenen Geräten bestimmt und mit den arteriellen
Werten verglichen. Die Abb. 5 und 6 zeigen mit der Kinderkü-
vette von Hewlett Packard aufgenommene Meßwerte. Es handelt
sich um Kinder mit einem Gewicht von 4,3 bzw. 5,74 kg. Die Beatmung erfolgte mittels Normalkreisteil und Kinderschläuchen
der Firma Rüsch. Die ersten Erfahrungen zeigen, daß die endexspiratorische Meßtechnik einen Entwicklungsstand erreicht hat,
welcher die Anwendung auch am Kleinkind zu ermöglichen scheint.
Es müssen allerdings vorerst noch weitere Erfahrungen gesammelt
werden. Die endexspiratorische CO_2-Messung ist bei der Narkosebeatmung mit Spülgassystemen (Ayresches T-Stück, Kuhn-System)
und während der Verwendung von Respiratoren mit kontinuierlichem Gasflow (CPAP oder Intermittent mandatory ventilation)
nicht möglich, weil der während der Exspiration aufrechterhal-
tene Frischgasstrom bis in die Meßküvette gelangt.

In unserer Abteilung gelten zur Zeit folgende Richtlinien für
die Kontrolle der Blutgase während der Narkose:

1. PO_2-Messung im arteriellen Blut

a) Neugeborene: Während der lädierbaren Phase der Netzhautvas-
   kularisation, falls Sauerstoff angewendet wird und wenn pe-
   rioperativ die Gefahr einer Hypoxie oder Hyperoxie besteht,
   z. B. bei allen größeren Operationen im Neugeborenenalter,
   wie Ösophagusatresie, Zwerchfellhernie, Verschluß eines offenen Ductus Botalli, Gastroschisis, Omphalozele usw.

b) Alle Kinder, wenn vorbestehende Lungenprobleme eine F_IO_2 von
   mehr als 0,21 erfordern und bei allen langen, risikoreichen
   Operationen, die auch Anlaß zur intravasalen Druckmessung
   geben, z. B. Kardiochirurgie, Phäochromozytom, große Sko-
   lioseoperationen, Operationen bei Schädel-Hirn-Trauma, bei
   Polytrauma sowie bei Gefahr einer metabolischen Entgleisung.

2. PCO_2-Messung

   Bei allen Narkosen, welche länger als etwa 1 h dauern. Wenn
   möglich wird endexspiratorisch oder kontinuierlich transku-
   tan gemessen. In allen anderen Fällen erfolgt die PCO_2-Be-
   stimmung zur Kontrolle der (maschinellen) Beatmung punktuell
   aus arteriellem, venösem oder kapillärem Blut.

Zusammengefaßt kann festgestellt werden, daß die transkutane PO_2-Überwachung zwar auf der Intensivstation unter idealen Bedingungen im Inkubator mit hervorragender Korrelation zur arteriellen Blutgasanalyse möglich ist, daß aber die möglichen Störungseinflüsse während Anästhesie und Operation so groß sind, daß diese Überwachungsmethode im Operationssaal vorläufig entfällt. Der Kinderanästhesist bleibt auf die Überwachung der Oxygenierung durch intermittierende arterielle Blutentnahmen, d. h. auf invasive Methoden, angewiesen. Die nichtinvasive CO_2-Überwachung mit transkutaner Elektrode funktioniert hingegen auch unter Anästhesiebedingungen gut. Die transkutane Technik ist aber technisch und finanziell aufwendig, ihre Installation benötigt Zeit; sie kommt für kurze Anästhesien deshalb kaum in Frage. Die endexspiratorische CO_2-Messung hingegen ist mit modernen, direkt vor dem Tubus messenden Geräten einfach; die Meßresultate gestatten das Einstellen der Ventilation mit genügender Genauigkeit. Bei Verwendung mehrerer Kleinkinderküvetten kann dasselbe Gerät zur Überwachung verschiedener Patienten gleichzeitig eingesetzt werden. Die Anwendbarkeit an sehr kleinen Neugeborenen wird zur Zeit erprobt.

Die Narkoseüberwachung des Neugeborenen stellt für diese Altersstufe spezifische Probleme dar. Diese können nur dort gelöst werden, wo die personelle und apparative Infrastruktur für die einwandfreie Überwachung der Ventilation und der Sauerstoffdosierung vorhanden ist. Am ehesten ist dies realisierbar in der Nähe eines Zentrums für Neonatologie, d. h. durch Zentralisation von Neugeborenenanästhesie und -chirurgie.

Literatur

1. DUC, G. V., CUMARASAM, Y. N.: Digital arteriolar oxygen tension as a guide to oxygen therapy of the newborn. Biol. Neonate 24, 134 (1974)

2. BETTS, E. K., DOWNES, J. J., SCHAFFER, D. B., JOHNS, R.: Retrolental fibroplasia and oxygen administration during general anesthesia. Anesthesiology 47, 518 (1977)

3. EBERHARD, P., MINDT, W.: Interference of anesthetic gases at oxygen sensors. In: Birth defects. Original article series, vol. XV, Nr. 4, 65. New York: Liss 1979

4. GOTHGEN, I., JACOBSEN, E.: Transcutaneous oxygen tension measurement during halothane and neurolept anesthesia. In: Birth defects. Original article series, vol. XV, Nr. 4, 549. The National Foundation 1979

5. KELLER, H. E., FISCHER, W., WILLE, L.: Continuous cutaneous bedside monitoring of carbon dioxide tension. Intens. Care Med. 7, 253 (1981)

6. KLAUS, M., MEYER, B. P.: Oxygen therapy for the newborn. Pediat. Clin. N. Amer. 13, 734 (1966)

7. MERRIT, J. C., SRAGUE, D. H., MERRIT, W. E., ELLIS, R. A.:
   Retrolental fibroplasia, a multifactorial disease. Anesth.
   Analg. 60, 109 (1981)

8. QUINN, G. E., BETTS, E. K., DIAMOND, G. R., SCHAFFER, D. B.:
   Neonatal age (human) at retinal maturation. Anesthesiology
   V 55, A 326 (1981)

9. VERSMOLD, H. T., BRÜNSTLER, I., ENDERS, A., GRAUBNER, U.,
   KOPECKY, M., SCHULTESS, J., SENGESPEIK, C., WITTERMANN, C.,
   ZIMMER, U.: Transcutaneous pCO_2 monitoring of newborn infants
   in shock at electrode temperatures of 41 °C to 44 °C. Intens.
   Care Med. 7, 251 (1981)

Experimentelle Untersuchungen zur Messung des Exspirationsvolumens bei Säuglingen und Kleinkindern

Von H. Heinrich und K.-H. Altemeyer

Einleitung

Zur Messung des Atemminutenvolumens von Patienten allgemein
und von Kindern im speziellen wurden bisher vielfältige Anstren-
gungen unternommen. Als Methoden seien hier genannt: Volumeter
und Spirometer (6, 7, 9, 11, 15, 17, 18, 21), die Sammlung der
Exspirationsluft mit dem Douglas-Sack (4), die Ganzkörperplethys-
mographie (8), die elektrische Impedanzmessung (1, 5, 14), der
Ventigrator (15) und der Pneumotachograph (10, 12, 13, 16, 18,
19, 20).

Generell sind für die Kinderanästhesie nur Methoden geeignet,
die einfach zu handhaben sind und zuverlässig genau messen. Damit scheiden Methoden wie der Douglas-Sack, die Ganzkörperple-
plethysmographie und die Impedanzmessung aus Gründen der Praktikabilität von vornherein aus.

Auch der Pneumotachograph ist für die routinemäßige Anwendung
in der Kinderanästhesie zu aufwendig, wenngleich er, wie Untersuchungen belegen, sehr genaue Meßwerte liefern kann (20).

Volumenmeßgeräte, wie z. B. das Wright-Spirometer, sind leicht
zu handhaben. Sofern diese Geräte aber nicht auf die physiologischen Verhältnisse bei Kindern abgestimmt sind, lassen sich
die Meßwerte nicht verwerten.

Schließlich erfährt die Volumenmessung in der Anästhesie auch
noch dadurch eine Einschränkung, daß sie ohne großen Aufwand
nur bei halboffenen Ventilsystemen und halbgeschlossenen Narkosekreissystemen anwendbar ist.

Nach Untersuchungen unserer Ulmer Arbeitsgruppe ist das Dräger-
Erwachsenen-Kreisteil 7 a bei allen Altersstufen des Kindes-
alters geeignet, sofern Atemschläuche niedriger Compliance und
Konnektoren mit kleinem Totraum verwendet werden (2, 3).

Da das halbgeschlossene Narkosekreissystem die idealen Voraussetzungen für eine Messung des Exspirationsvolumens eröffnet,
war die Fragestellung unserer Untersuchungen, wie zuverlässig
handelsübliche Volumenmeßgeräte im Kreisteil anzeigen, wenn
physiologische Atemgrößen des Kindesalters simuliert werden.
Wir haben daher folgende Geräte untersucht: Das Dräger-Kindervolumeter, das Haloscale-Spirometer, das Bourns-Spirometer und
den Envit-Spiroflo (Abb. 1).

Drei dieser Volumenmeßgeräte, das Dräger-Kindervolumeter 2000 K,
der Envit-Spiroflo und das Haloscale-Spirometer, werden von den

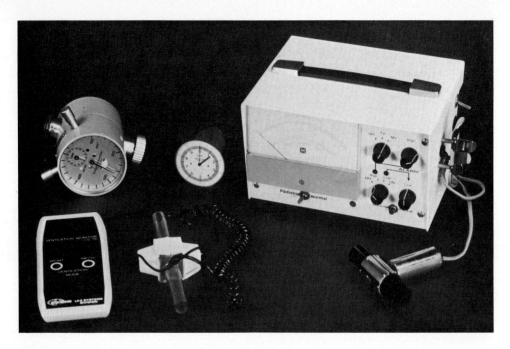

Abb. 1. Untersuchte Volumenmeßgeräte

Herstellern speziell zum Einsatz bei Kindern empfohlen und sollen konstruktiv auf die physiologischen Verhältnisse von Kindern abgestimmt sein.

Material und Methodik

Funktionsprinzipien der getesteten Volumenmeßgeräte

1. Dräger-Kindervolumeter

Das Dräger-Kindervolumeter arbeitet nach dem Prinzip des rotierenden Verdrängerkörpers (Roots-Gebläse). Um die Massenträgheit des Rotors klein zu halten, sind die Rotorblätter aus Styropor gefertigt. Die Skala ist gegenüber dem entsprechenden Erwachsenenvolumeter gespreizt. Eine ganze Umdrehung des Zeigers entspricht 500 ml. Angezeigt werden entweder das Atemzugvolumen oder, nach Einschalten der eingebauten Uhr, das Atemminutenvolumen.

2. Bourns-Spirometer

Das Bourns-Spirometer ist ein elektronisches Spirometer. Der eigentliche Sensor ist an ein Kunststoffrohr, welches nach beiden Richtungen durchströmt werden kann, angebaut. Ein Ultraschallstrahl verläuft quer zur Stromrichtung. Im Kunststoffrohr befinden sich Strömungshindernisse, die zu einer Verwirbelung und Vibration des laminaren Luftstroms führen. Diese Vibrationen und Verwirbelungen stören den Ultraschallstrahl. Die dadurch verursachten Veränderungen des Ultraschallstrahls sind ein Maß für die Flußgeschwindigkeit und damit für das durchfließende Volumen.

Das Gerät arbeitet in zwei Betriebsarten: Entweder Spontanatmung oder mechanische Beatmung. In Funktionsstellung "Spontanatmung" werden die Zugvolumina für 1 min aufaddiert. Anschließend werden vom Gerät automatisch wechselweise das Minutenvolumen und die Atemfrequenz für zusätzliche 60 s angegeben. In Funktionsstellung "mechanische Beatmung" werden jeweils die Zugvolumina 1 min lang angezeigt. Anschließend werden automatisch abwechselnd das Minutenvolumen und die Atemfrequenz für weitere 60 s angezeigt.

In dieser Funktionsstellung werden die ersten 14 ml des Zugvolumens jeweils abgezogen. Dieser Fehler ist absichtlich eingebaut, um dem Gerät zu ermöglichen, zwischen einer normalen Ausatmung und dem Leck, das bei manchen Beatmungsgeräten im Beginn einer Inspiration aufgrund eines nur langsam schließenden Exspirationsventils entsteht, zu unterscheiden. Unsere Messungen wurden daher nur in der Funktionsstellung "Spontanatmung" durchgeführt.

3. Haloscale-Spirometer

Das Haloscale-Spirometer ist ein Wright-Spirometer. Der Luftstrom wird über Schlitze senkrecht auf die Rotorflügel gelenkt, um eine bestmögliche Energieübertragung zu erreichen. Angezeigt wird das jeweilige Zugvolumen. Das Atemminutenvolumen kann unter Zuhilfenahme einer Uhr abgelesen werden.

4. Envit-Spiroflo

Der Envit-Spiroflo ist ein Spirometer mit einem kombiniert mechanisch-elektronischen Sensor und einer mechanischen Zeigeranzeige. Der Sensor kann nur in einer Richtung durchströmt werden. Der Luftstrom wird durch Lamellen in eine kreisende Bewegung versetzt und bewegt ein reibungsarm gelagertes Metallplättchen. Die Drehung des Metallplättchens führt zu Änderungen der Kapazität an einem Kondensator. Die Kapazitätsänderungen pro Minute sind proportional dem durchströmenden Volumen.

Am Gerät sind für den Erwachsenenbereich und für den Kinderbereich zwei verschiedene Skalen vorhanden, die entsprechenden Meßbereiche können durch einen Kippschalter eingestellt werden. Es kann entweder das Atemzugvolumen oder das Atemminutenvolumen abgelesen werden.

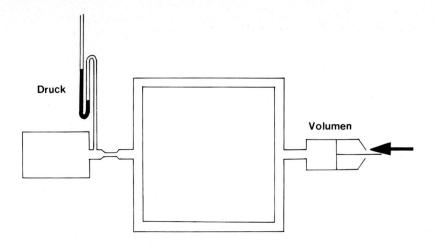

Druck

Volumen

Abb. 2. Prinzip der Kalibrierung mit Hilfe der Druck-Volumen-Beziehung im geschlossenen System

Versuchsaufbau

Unser Versuchsaufbau enthält folgende Grundprinzipien: In einem abgeschlossenen System, bestehend aus dem Erwachsenennarkosekreis, den Kinderbeatmungsschläuchen niedriger Compliance, der Testlunge mit definierter Compliance und vorgeschalteten Widerständen als Resistance, wurden mit einer geeichten Glasspritze verschiedene Luftvolumina eingebracht.

Jedes eingebrachte Volumen ergab einen Druckanstieg im System, der registriert wurde. Auf diese Weise ließ sich eine Druck-Volumen-Beziehung aufstellen, wobei jeder gemessene Druck einem ganz bestimmten geförderten Volumen entsprach (Abb. 2).

Abb. 3 zeigt die Originalregressionsgerade für die Testlunge mit der Compliance 20 ml/cm H_2O und der Resistance 20 cm H_2O/l/s. Auf der Abszisse sind die gemessenen Drucke in cm Wassersäule aufgetragen, auf der Ordinate die dazugehörigen Zugvolumina. Ein Zugvolumen von 50 ml ergibt für diese Testlunge einen Druckanstieg von ungefähr 2 cm Wassersäule.

Für die Messung wurden die Volumenmeßgeräte abwechselnd anstelle des Original Dräger-Volumeters in den Narkosekreis montiert. Ein Verdampfer zur Erwärmung und Anfeuchtung der Exspirationsluft befand sich kreisteilnah zwischen Exspirationsschlauch und Exspirationsventil (Dräger-Verdampfer Typ 19).

Die Testlungen bestanden aus mit Kupferwolle gefüllten Glasflaschen definierter Compliance. Für die Resistance verwende-

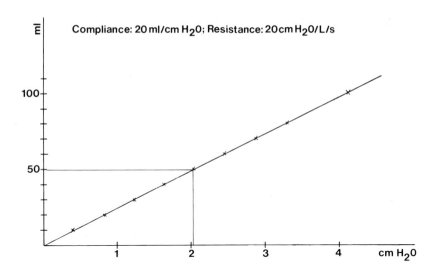

Abb. 3. Regressionsgerade für die Testlunge mit einer Compliance von 20 ml/cm H_2O und einer Resistance von 20 cm $H_2O/l/s$

ten wir vermessene Widerstände aus Filterpapierplättchen. Als Volumenpumpe diente der Dräger-UV-1-Ventilator. Zur Messung wurden die Drucke über einen Druckaufnehmer und einen Verstärker kontinuierlich auf einem Schreiber registriert.

Aus der Druckamplitude der Schreiberaufzeichnung läßt sich, in Verbindung mit der vorher bestimmten Regressionsgeraden, das geförderte Zugvolumen direkt ablesen und das Atemminutenvolumen anhand von Zugvolumen und Frequenz errechnen.

Beim Dräger-Kindervolumeter und beim Haloscale-Spirometer wurden jeweils zehn Atemzüge dreimal gemessen und aus dem Mittelwert das Atemminutenvolumen berechnet.

Beim Bourns-Spirometer und beim Envit-Spiroflo wurde das Atemminutenvolumen jeweils dreimal gemessen und der Mittelwert berechnet (Abb. 4).

Abb. 5 zeigt den Versuchsaufbau, zusammen mit den verschiedenen Testlungen. Man sieht das anstelle des Dräger-Volumeters eingebaute Bourns-Spirometer zwischen dem normalerweise im Narkosekreis vorhandenen Manometer und dem Exspirationsventil.

Meßbereiche (Tabelle 1)

Gemessen wurden vier verschiedene Atemminutenvolumina bei entsprechend verschiedener Compliance und Resistance, unter Variation von Atemfrequenz und Atemzugvolumen.

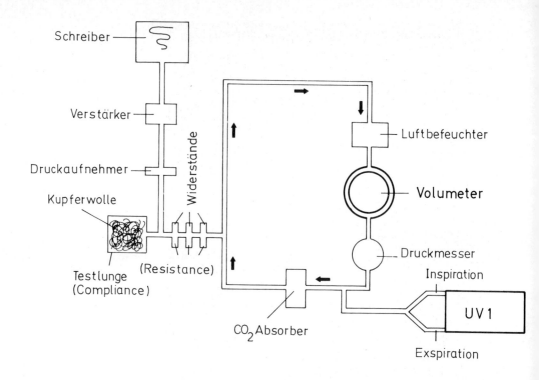

Abb. 4. Schema des Versuchsaufbaus

Für den Altersbereich "Klein- und Schulkinder" definierten wir
ein Atemminutenvolumen von 4.000 ml, eine Compliance von 60 ml/
cm H_2O und eine Resistance von 10 cm $H_2O/l/s$. Die Atemfrequenz
wurde zwischen 50/min und 10/min variiert, das Atemzugvolumen
dementsprechend zwischen 80 ml und 400 ml verändert.

Für den Bereich "Kleinkinder" (12 Wochen bis vier Jahre alt)
nahmen wir ein Atemminutenvolumen von 2.000 ml, bei einer Compliance von 20 ml/cm H_2O und einer Resistance von 20 cm $H_2O/l/s$.
Die Atemfrequenzen lagen zwischen 50/min und 28/min und die
Atemzugvolumina zwischen 40 ml und 70 ml.

Für "Säuglinge" definierten wir ein Atemminutenvolumen von
1.200 ml, eine Compliance von 10 ml/cm H_2O und eine Resistance
von 30 cm $H_2O/l/s$, Atemfrequenzen zwischen 60/min und 24/min
und Atemzugvolumina zwischen 20 ml und 50 ml.

Für "Neugeborene" legten wir ein Atemminutenvolumen von 600 ml
zugrunde, bei einer Compliance von 6 ml/cm H_2O und einer Resistance von 40 cm $H_2O/l/s$. Atemfrequenzen zwischen 60/min und
30/min und Atemzugvolumina zwischen 10 ml und 20 ml wurden gemessen.

Die Daten für Compliance, Resistance und Atemminutenvolumen in
den verschiedenen Altersklassen sind einer Arbeit von HENNEBERG
entnommen (10).

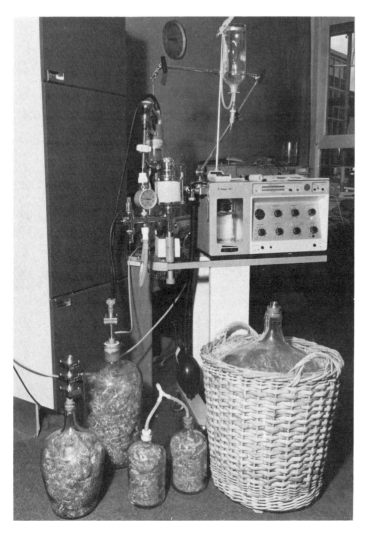

Abb. 5. Versuchsaufbau mit den verschiedenen Testlungen

Zur Beurteilung der Ergebnisse wurden Abweichungen von $\pm$ 10 %
von den Soll-Werten als zulässig betrachtet. Auf den Ergebnis-
tabellen differiert das "AMV-Soll" jeweils vom Meßbereich-AMV
(also z. B. Meßbereich AMV 4.000 ml, AMV-Soll beim Dräger-Kindervolumeter 4.440 ml, f = 40/min, V_T = 100 ml). Dies ist dadurch verursacht, daß sich V_T, bedingt durch die Konstruktion
des Atembalgs beim Dräger-UV 1, nur in Stufen einstellen läßt.
Das AMV-Soll wurde daher anhand der Schreiberaufzeichnung von
Zugvolumen und Frequenz errechnet.

Tabelle 1. Meßbereiche und Altersklassen

Klein- und Schulkinder (4 - 8 Jahre):

AMV: 4.000 ml   Compliance: 60 ml/cm H_2O
F: 10 - 50/min   Resistance: 10 cm $H_2O/l/s$

Kleinkinder (1 - 4 Jahre):

AMV: 2.000 ml   Compliance: 20 ml/cm H_2O
F: 28 - 50/min   Resistance: 20 cm $H_2O/l/s$

Säuglinge:

AMV: 1.200 ml   Compliance: 10 ml/cm H_2O
F: 24 - 60/min   Resistance: 30 cm $H_2O/l/s$

Neugeborene:

AMV: 600 ml   Compliance: 6 ml/cm H_2O
F: 30 - 60/min   Resistance: 40 cm $H_2O/l/s$

Ergebnisse

1. Atemminutenvolumen 4.000 ml (Tabelle 2)

Lediglich das Dräger-Kindervolumeter und das Bourns-Spirometer liefern bei einigen Kombinationen von Atemfrequenz und Atemzugvolumen genaue Werte. Das Haloscale-Spirometer und der Envit-Spiroflo haben hier bereits Abweichungen von über 10 %.

Das Dräger-Kindervolumeter schneidet bei den Messungen mit angefeuchteter Luft schlechter ab als bei trockener Luft. Dies lag daran, daß das Volumeter trotz eingeschalteter Volumeterheizung naß wurde.

Die Messungen wurden wiederholt, nachdem zwischen Volumeter und Befeuchter ein ca. 1 m langer Silikonschlauch zwischengeschaltet wurde, was den praktischen Verhältnissen im Abstand Patientenlunge zum Volumeter eher entspricht. Damit konnte ein Teil der Feuchtigkeit auskondensieren, so daß die Volumeterheizung imstande war, die Restfeuchtigkeit in dampfförmigem Zustand zu halten.

Nach dieser Änderung der Versuchsanordnung waren die Messungen mit angefeuchteter Luft ähnlich denen mit trockener Luft. Das Bourns-Spirometer und der Envit-Spiroflo sind laut Herstellerangaben unempfindlich gegenüber Feuchtigkeit.

2. Atemminutenvolumen 2.000 ml (Tabelle 3)

Für den Bereich 2.000 ml Atemminutenvolumen sind die Ergebnisse noch schlechter. In diesem Bereich liegen alle Volumenmeßgeräte

Tabelle 2. Meßergebnisse beim AMV von 4.000 ml (Kleinkinder/Schulkinder).
AMV: 4.000 ml; Compliance: 60 ml/cm H_2O; Resistance: 10 cm H_2O/1/s

	Atem-frequenz f	Atemzug-volumen V_T	AMV-Soll (ml) trocken	AMV-Soll (ml) feucht	AMV-Ist (ml) trocken	AMV-Ist (ml) feucht	Abweichung Volumen (ml) trocken	Abweichung Volumen (ml) feucht	Abweichung % trocken	Abweichung % feucht
Dräger-Kindervolumeter	50	80	4.000	4.000	4.000	4.000	0	0	0	0
	40	100	4.440	4.200	4.080	3.960	-360	-240	-8	-5
	20	200	4.080	4.080	3.580	2.913	-500	-1.167	-12	-28
	10	400	3.690	4.020	3.800	3.086	+110	-934	+3	-23
Bourns-Spirometer	50	80	4.000	3.724	3.833	4.150	-167	+426	-4	+11
	40	100	4.000	3.978	3.694	4.270	-306	+292	-7	+7
	20	200	4.100	3.600	3.428	3.176	-672	-424	-16	-11
	10	400	4.000	3.735	3.342	3.423	-658	-312	-16	- 8
Haloscale-Spirometer	50	80	3.950	3.800	3.300	3.250	-650	-550	-16	-14
	40	100	4.080	3.800	3.120	3.200	-960	-600	-23	-15
	20	200	4.020	4.080	2.980	3.120	-1.040	-960	-25	-23
	10	400	4.000	4.000	3.230	3.280	-770	-720	-19	-18
Envit-Spiroflo	50	80	3.984	3.724	2.170	3.150	-1.814	-574	-45	-15
	40	100	3.610	3.800	2.130	3.350	-1.480	-450	-41	-11
	20	200	4.000	3.800	2.100	4.500	-1.900	+700	-47	+18
	10	400	3.600	3.600	2.100	4.500	-1.500	+900	-41	+25

Tabelle 3. Meßergebnisse beim AMV von 2.000 ml (Kleinkinder).
AMV: 2.000 ml; Compliance: 20 ml/cm H_2O; Resistance: 20 cm H_2O/l/s; n.g. = nicht gemessen

	Atem-frequenz f	Atemzug-volumen V_T	AMV-Soll (ml)		AMV-Ist (ml)		Abweichung Volumen (ml)		Abweichung %	
			trocken	feucht	trocken	feucht	trocken	feucht	trocken	feucht
Dräger-Kindervolumeter	50	40	1.950	1.700	1.000	760	-950	-940	-48	-55
	40	50	1.960	2.040	1.200	1.280	-760	-760	-38	-37
	33	60	1.980	1.914	1.320	1.320	-660	-594	-33	-31
	28	70	1.904	2.044	1.120	1.400	-784	-644	-41	-31
Bourns-Spirometer	50	40	n.g.	2.058	n.g.	640	n.g.	-1.418	n.g.	-68
	40	50	n.g.	1.950	n.g.	740	n.g.	-1.210	n.g.	-62
	33	60	1.980	1.891	852	650	-1.128	-1.241	-56	-65
	28	70	1.876	1.890	930	740	-946	-1.150	-50	-60
Haloscale-Spirometer	50	40	2.050	2.150	1.000	1.000	-1.050	-1.150	-51	-53
	40	50	1.760	1.960	924	840	-836	-1.120	-47	-57
	33	60	1.980	1.980	1.056	1.023	-924	-957	-46	-48
	28	70	1.932	2.044	1.064	1.204	-868	-840	-44	-41
Envit-Spiroflo	50	40	1.850	2.058	1.150	1.150	-700	-908	-37	-44
	40	50	1.680	1.911	1.200	1.150	-480	-761	-28	-39
	33	60	1.392	1.888	1.100	1.150	-292	-738	-20	-39
	28	70	1.495	1.904	1.200	1.160	-295	-744	-19	-39

Tabelle 4. Meßergebnisse beim AMV von 1.200 ml (Säuglinge).
AMV: 1.200 ml; Compliance: 10 ml/cm H_2O; Resistance: 30 cm H_2O/l/s; n.g. = nicht gemessen

	Atem-frequenz f	Atemzug-volumen V_T	AMV-Soll (ml)		AMV-Ist (ml)		Abweichung Volumen (ml)		Abweichung %	
			trocken	feucht	trocken	feucht	trocken	feucht	trocken	feucht
Dräger-Kindervolumeter	60	20	1.200	1.320	Ø Anzeige	Ø Anzeige	–	–	–	–
	40	30	1.320	1.120	440	Ø Anzeige	-880	–	-66	–
	30	40	1.230	1.170	345	Ø Anzeige	-885	–	-71	–
	24	50	1.175	1.272	480	216	-695	-1.056	-59	-83
Bourns-Spirometer	60	20	n.g.	1.160	n.g.	220	n.g.	-940	n.g.	-81
	40	30	n.g.	1.084	n.g.	152	n.g.	-932	n.g.	-86
	30	40	1.260	1.218	30	120	-1.230	-1.098	-97	-90
	24	50	1.152	1.150	48	380	-1.104	-770	-95	-66
Haloscale-Spirometer	60	20	1.200	1.320	Ø Anzeige	Ø Anzeige	–	–	–	–
	40	30	1.080	1.120	Ø Anzeige	Ø Anzeige	–	–	–	–
	30	40	1.680	1.140	Ø Anzeige	300	–	-840	–	-73
	24	50	1.176	1.176	312	384	-864	-792	-73	-67
Envit-Spiroflo	60	20	n.g.	1.120	n.g.	700	n.g.	-420	n.g.	-37
	40	30	n.g.	1.053	n.g.	700	n.g.	-353	n.g.	-33
	30	40	1.148	1.204	600	800	-548	-404	-47	-33
	24	50	1.127	1.056	650	800	-477	-256	-42	-24

Tabelle 5. Meßergebnisse beim AMV von 600 ml (Neugeborene).
AMV: 600 ml; Compliance: 6 ml/cm H$_2$O; Resistance: 40 cm H$_2$O/1/s; n.g. = nicht gemessen

	Atem-frequenz f	Atemzug-volumen V$_T$	AMV-Soll (ml)		AMV-Ist (ml)		Abweichung Volumen (ml)		Abweichung %	
			trocken	feucht	trocken	feucht	trocken	feucht	trocken	feucht
Dräger-Kindervolumeter	60	10	672	n.g.	Ø Anzeige	n.g.	–	n.g.	–	n.g.
	50	12	470	n.g.	Ø Anzeige	n.g.	–	n.g.	–	n.g.
	40	15	536	n.g.	Ø Anzeige	n.g.	–	n.g.	–	n.g.
	30	20	588	n.g.	Ø Anzeige	n.g.	–	n.g.	–	n.g.
Bourns-Spirometer	60	10	n.g.	n.g.	n.g.	n.g.	n.g.	n.g.	n.g.	n.g.
	50	12	n.g.	n.g.	n.g.	n.g.	n.g.	n.g.	n.g.	n.g.
	40	15	n.g.	n.g.	n.g.	n.g.	n.g.	n.g.	n.g.	n.g.
	30	20	n.g.	n.g.	n.g.	n.g.	n.g.	n.g.	n.g.	n.g.
Haloscale-Spirometer	60	10	n.g.	n.g.	n.g.	n.g.	n.g.	n.g.	n.g.	n.g.
	50	12	n.g.	n.g.	n.g.	n.g.	n.g.	n.g.	n.g.	n.g.
	40	15	n.g.	n.g.	n.g.	n.g.	n.g.	n.g.	n.g.	n.g.
	30	20	n.g.	n.g.	n.g.	n.g.	n.g.	n.g.	n.g.	n.g.
Envit-Spiroflo	60	10	n.g.	n.g.	n.g.	n.g.	n.g.	n.g.	n.g.	n.g.
	50	12	n.g.	n.g.	n.g.	n.g.	n.g.	n.g.	n.g.	n.g.
	40	15	n.g.	n.g.	n.g.	n.g.	n.g.	n.g.	n.g.	n.g.
	30	20	n.g.	n.g.	n.g.	n.g.	n.g.	n.g.	n.g.	n.g.

bei allen Kombinationen von Atemfrequenz und Atemzugvolumen
außerhalb des Referenzbereichs. Das Bourns-Spirometer wurde bei
der Atemfrequenz 50 und dem Atemzugvolumen von 40 ml nicht mehr
gemessen, da die Abweichung bei niedriger Frequenz schon über
50 % vom Soll-Wert betrug.

3. Atemminutenvolumen 1.200 ml (Tabelle 4)

Für den Bereich 1.200 ml Atemminutenvolumen liegen die Volumenmeßgeräte erwartungsgemäß noch weiter außerhalb des Referenzbereichs. Beim Dräger-Kindervolumeter und beim Haloscale-Spirometer erscheinen teilweise gar keine Anzeigen mehr.

4. Atemminutenvolumen 600 ml (Tabelle 5)

Im Bereich von 600 ml Atemminutenvolumen wurde lediglich das
Dräger-Kindervolumeter noch getestet, welches jedoch keine Anzeige mehr erbrachte. Die anderen Volumenmeßgeräte wurden gar
nicht mehr gemessen.

Diskussion

Zu den hier untersuchten vier Volumenmeßgeräten gibt es unseres Wissens lediglich Arbeiten über das Wright-Spirometer und
das Dräger-Kinder- und Erwachsenenvolumeter.

WILKES (21) beschreibt eine Methode, bei welcher ein für Säuglinge umkonstruiertes Wright-Spirometer gegen ein geeichtes
Krogh-Glockenspirometer im Atemkreis bei Neugeborenen gemessen
wurde. Mittels zweier Regressionsgeraden konnte man anhand des
vom Wright-Spirometer zu niedrig gemessenen Volumens auf das
tatsächliche Atemvolumen schließen. Soweit aus den Abbildungen
ersichtlich ist, scheinen die Messungen des modifizierten Wright-
Spirometers damit recht genau zu sein. Leider fehlen Angaben
darüber, welche Modifikationen vorgenommen wurden. Für die An-
ästhesiepraxis erscheint es zu umständlich, das wahre Atemminutenvolumen durch Vergleich der Anzeige mit zwei verschiedenen Regressionsgeraden herauszufinden.

HALL und Mitarbeiter (9) untersuchten zwei Wright-Spirometer
unter Constant-flow-Bedingungen und bei einem sinusförmigen
Flow. Bei einem konstanten Flow von 1,5 l/min hatte das eine
Spirometer einen Fehler von −45 %, das andere sprach überhaupt
nicht an. Bei einem Flow von 3,8 l/min hatte ein Volumenmeßgerät einen Fehler von −45 %, das andere von −37 %. Diese Autoren geben eine Formel zur Korrektur des Anzeigefehlers an. Auch
diese Methode scheint uns wenig praxisnah und umständlich. Bezogen auf die Anästhesie von Säuglingen und Kleinkindern arbeiten die untersuchten Volumenmeßgeräte in dieser Altersgruppe im
Bereich ihrer minimalen Ansprechbarkeit und größen Ungenauigkeit.

NUNN und EZI-ASHI (15) fanden beim Wright-Spirometer eine zu
hohe Anzeige bei hohem Flow und eine zu niedrige Anzeige bei
niedrigem Flow. Die Anzeige wurde ferner beeinflußt durch Flow-
charakteristik, Atemfrequenz, postexspiratorische Pause und
Gaszusammensetzung. Wie aus den Abbildungen der Arbeit zu ersehen ist, liegt der Fehler bei Verwendung von Luft im Bereich
von 4.000 ml AMV und kleiner bei weit über 10 %. BYLES (6) fand
beim Dräger-Erwachsenenvolumeter bei einem konstanten Flow von
4 l/min einen Fehler von -5 %, bei einem mittleren sinusidalen
Flow von 3,5 l/min einen Fehler von +5,8 %. Das Wright-Spirometer erbrachte bei einem konstanten Flow von 4 l/min einen
Fehler von -39 %.

SANER und ROTH (17) modifizierten ein Wright-Spirometer für
den Einsatz bei Säuglingen und Kleinkindern. Nach ihren Angaben liegt der Fehler für die Messung im Kleinkinder- und Säuglingsalter unter -10 %.

Die Anwendbarkeit ist jedoch durch die Modifikation selbst eingeschränkt. Weil der Totraum 20 ml beträgt, ist das Volumeter
bei Säuglingen im halboffenen System, eingebaut zwischen Tubus
und Atmungsschlauch, für eine kontinuierliche Messung nicht zulässig. Die Autoren haben deshalb, wie sie selbst sagen, vor-
sichtshalber die Meßzeit bei Säuglingen auf 30 s und bei Frühgeborenen auf 20 s begrenzt. Bereits darunter sahen sie einen
geringen Abfall des PO_2. Ein kontinuierliches Monitoring im Narkosekreis kommt nicht in Betracht, weil der Widerstand durch Ver-
kleinerung der Luftschlitze des Volumenmeßgeräts bei einem Flow
von 10 l/min 50fach gegenüber dem Originalvolumeter erhöht ist.

SCHETTLER und PODLESCH (18) untersuchten unter anderem das Dräger-Kindervolumeter bei konstantem Flow und bei intermittierend
vom Keuskamp-Respirator geförderten Flow. Bei konstantem Flow
zeigte sich eine genaue Anzeige bei 2,5 l/min, während darunter
und darüber zu niedrige bzw. zu hohe Werte angezeigt wurden.
Für den Strömungsbereich wacher, ruhiger Neugeborener von 2,2 -
2,9 l/min ergab sich bei kontinuierlichem Flow eine Anzeigegenauigkeit von ± 5 %. Bei intermittierend gefördertem Flow von
2,3 - 2,9 l/min und einer Frequenz von 24/min wurde dagegen
das Volumen mit 27 - 33 % des geförderten Volumens zu niedrig
angezeigt. Die Autoren kommen zu dem Schluß, daß Messungen mit
dem Dräger-Kindervolumeter bei Frühgeborenen nicht sinnvoll erscheinen. Bei älteren Neugeborenen würde man eher zu hohe als
zu niedrige Werte erwarten. Es wird jedoch darauf hingewiesen,
daß die Versuchsergebnisse nicht uneingeschränkt auf Messungen
in vivo übertragen werden dürfen.

LINK (11) untersuchte das Dräger-Erwachsenenvolumeter bei variab-
lem Flow. Bei einem Flow von 30 l/min fand er eine durchschnitt-
liche Abweichung von -12 bis +17 %. Bei einem Flow von 60 l/min
betrug die Abweichung zwischen +15 und +29 %. Der Autor stellt
zur Diskussion, ob eine Volumenmessung zur Ventilationsüberwachung bei diesen Ergebnissen überhaupt sinnvoll ist und nicht
durch eine CO_2-Messung ersetzt werden sollte.

Messungen zur Genauigkeit von Volumenmeßgeräten im Narkose-kreissystem unter annähernd realistischen Bedingungen von Compliance und Resistance bei verschiedenen Altersstufen des Kindesalters sind unseres Wissens nach noch nicht durchgeführt worden. Für Kinder bis zum Schulalter ist die Überwachung der Ventilation mit den hier beschriebenen Volumenmeßgeräten unseres Erachtens nicht sinnvoll, weil das Exspirationsvolumen entweder falsch oder bei hohen Frequenzen und niedrigen Atemzugvolumina gar nicht angezeigt wird. Zur Lösung des Problems müssen entweder genauere Volumenmeßgeräte konstruiert werden, oder es muß auf andere Methoden der Ventilationsüberwachung übergegangen werden. Als diskontinuierliche Überwachungsmethode kommt aus praktischen Gründen nur die Blutgasanalyse in Frage. Eine kontinuierliche Überwachung der Ventilation ist z. B. möglich durch die endexspiratorische CO_2-Messung.

Zusammenfassung

In einem Laborversuch wurden unter annähernd simulierten physiologischen Bedingungen des Kindesalters vier handelsübliche Volumenmeßgeräte auf ihre Anzeigegenauigkeit im Erwachsenenkreissystem überprüft. Getestet wurden das Dräger-Kindervolumeter, das Bourns-Spirometer, das Haloscale-Spirometer und der Envit-Spiroflo.

Bei einem Atemminutenvolumen von 4.000 ml, entsprechend der Altersgruppe von Klein- und Schulkindern im Alter von vier bis acht Jahren, zeigten nur das Dräger-Kindervolumeter und das Bourns-Spirometer hinreichend genau an.

Unterhalb 4.000 ml Atemminutenvolumen, entsprechend den Altersgruppen Neugeborener bis Kleinkinder von vier Jahren, vermochte keines der getesteten Volumenmeßgeräte zufriedenstellende Anzeigen zu liefern.

Zur exakten routinemäßigen Ventilationsüberwachung in Narkose im Kindesalter sollten derzeit andere Methoden als die Messung des Exspirationsvolumens verwendet werden, wie z. B. die endexspiratorische CO_2-Messung.

Literatur

1. ALLISON, R. D., HOLMES, E. L., NYBOER, J.: Volumetric dynamics of respiration as measured by electrical impedance plethysmography. J. appl. Physiol. 19, 166 (1964)

2. ALTEMEYER, K.-H., BREUCKING, E., RINTELEN, G., SCHMITZ, J. E., DICK, W.: Vergleichende Untersuchungen zum Einsatz verschiedener Narkosesysteme in der Kinder-Anaesthesie. Anaesthesist 31, 271 (1982)

3. ALTEMEYER, K. H., BREUCKING, E., RINTELEN, G., SCHMITZ, E., DICK, W.: Experimentelle und klinische Untersuchungen zur Verwendung verschiedener Narkosesysteme im Säuglingsalter. In: Experimentelle Anaesthesie - Monitoring - Immunologie. Band 3 des ZAK 1979 Innsbruck (eds. B. HAID, G. MITTERSCHIFF-THALER), p. 95. Berlin, Heidelberg, New York: Springer 1981

4. ARP, L. J.: A new single-breath spirometer for neonates. Anesth. Analg. 48, 923 (1969)

5. BAKER, L. E., HILL, D. W.: The use of electrical impedance techniques for the monitoring of respiratory pattern during anaesthesia. Brit. J. Anaesth. 41, 2 (1969)

6. BYLES, P. H.: Observations on some continuously-acting spirometers. Brit. J. Anaesth. 32, 470 (1960)

7. COOPER, E. A.: The measurement of ventilation. Brit. J. Anaesth. 41, 718 (1969)

8. CROSS, K. W.: The respiratory rate and ventilation in the newborn baby. J. Physiol. 109, (1949)

9. HALL, K. D., REESER, F. H.: Calibration of Wright-spirometer. Anesthesiology 23, 126 (1962)

10. HENNEBERG, U.: Kontrolle der Ventilation in der Neugeborenen- und Säuglingsanaesthesie. Anaesthesiologie und Wiederbelebung, Bd. 29. Berlin, Heidelberg, New York: Springer 1968

11. LINK, J.: Die Genauigkeit des Minuten-Volumeters 2000. Klinikarzt 10, 1156 (1981)

12. LUNN, J. N., MOLYNEUX, L., PASK, E.: A device for the measurement of ventilation in young children under general anaesthesia. Anaesthesia 20, 135 (1965)

13. LUNN, J. N.: Measurement of infant ventilation during general anaesthesia. Anaesthesia 23, 165 (1968)

14. NOE, F. E., BHATT, K., CLARK, H. W.: Electrical impedance spirometry for monitoring respiration during anesthesia. Anesth. Analg. 48, 282 (1969)

15. NUNN, J. F., EZI-ASHI, T.: The accuracy of the respirometer and ventigrator. Brit. J. Anaesth. 34, 422 (1962)

16. SAKLAD, M., SULLIVAN, M., PALIOTTA, B. S., LIPSKY, M.: Pneumotachography: a new, low-dead-space humidity-independent device. Anesthesiology 51, 149 (1979)

17. SANER, H., ROTH, F.: Modifiziertes Wright-Spirometer für Säuglinge und Kleinkinder. Anaesthesist 30, 364 (1981)

18. SCHETTLER, D., PODLESCH, I.: Methoden der Atemvolumenbestimmung bei Säuglingen. Z. Prakt. Anästh. 6, 294 (1971)

19. SWYER, P. R., REIMANN, R. C., WRIGHT, J. J.: Ventilation and ventilatory mechanics in the newborn. J. Pediat. <u>56</u>, 612 (1960)

20. WAWERSIK, J.: Ventilation und Atemmechanik bei Säuglingen und Kleinkindern unter Narkosebedingungen. Anaesthesiologie und Wiederbelebung, Bd. 24. Berlin, Heidelberg, New York: Springer 1967

21. WILKES, F. C. D., OWEN-THOMAS, J. B., SWYER, P. R., CONN, A. W.: Evaluation of a respirometer for neonates. Brit. J. Anaesth. <u>40</u>, 61 (1968)

Anforderungen an die endexspiratorische CO_2-Messung im Säuglings- und Kindesalter. Experimentelle Untersuchungen zur Genauigkeit verschiedener im Handel befindlicher Monitore

Von Th. Fösel, K.-H. Altemeyer und W. Dick

Einleitung

Die endexspiratorische CO_2-Messung stellt eine nichtinvasive Methode zur Überwachung der Beatmung dar. Bei annähernd physiologischen Ventilations-Perfusions-Verhältnissen liegt die Differenz zwischen dem arteriellen PCO_2 und dem mit dem Massenspektrometer gemessenen endexspiratorischen CO_2 unter 1 mm Hg (5).

Für die gängige Messung des endexspiratorischen CO_2 wird heute das Prinzip der CO_2-Absorption im infraroten Bereich bei einer Wellenlänge von 4,25 μ angewandt (3). Jedoch interferieren in diesem Bereich auch andere, asymmetrische Moleküle wie Wasserdampf oder Lachgas, so daß diese Fehlermöglichkeiten bei der Konstruktion berücksichtigt werden müssen. Für die technische Realisierung der endexspiratorischen CO_2-Messung werden zwei Prinzipien angewandt, die direkte Messung im Atemstrom und die Messung im Nebenschluß, bei der kontinuierlich ein Teil der Atemluft in das Gerät zur Analyse angesaugt wird.

Tabelle 1. Untersuchte Monitore

Normocap:	Firma Datex
Capnograph III:	Firma Gould Goddart
CO_2-Modul des Sirecust 404:	Firma Siemens
Capnolog:	Firma Dräger
Capnometer:	Firma Hewlett Packard

Bei der Beatmung von Säuglingen und Kleinkindern werden kleine Atemzugvolumina und hohe Frequenzen angewandt. So stellt sich zwangsläufig die Frage, wie genau Monitore zur endexspiratorischen CO_2-Messung unter diesen Extrembedingungen arbeiten. Mit Hilfe eines Lungenmodells überprüften wir daher fünf im Handel befindliche Monitore (Tabelle 1). Von diesen Geräten arbeiten der Normocap der Firma Datex und der Capnograph der Firma Gould Goddart nach dem Prinzip der CO_2-Analyse im Nebenschluß, die übrigen messen direkt im Atemstrom. Spezielle Kinderküvetten werden von den Firmen Siemens und Hewlett Packard angeboten. Diese Kinderküvetten wurden unter unseren Versuchsbedingungen verwendet.

Versuchsablauf

Das bereits früher beschriebene Lungenmodell (1) besteht aus zwei Glaskolbenspritzen, die gleichzeitig und gleichsinnig be-

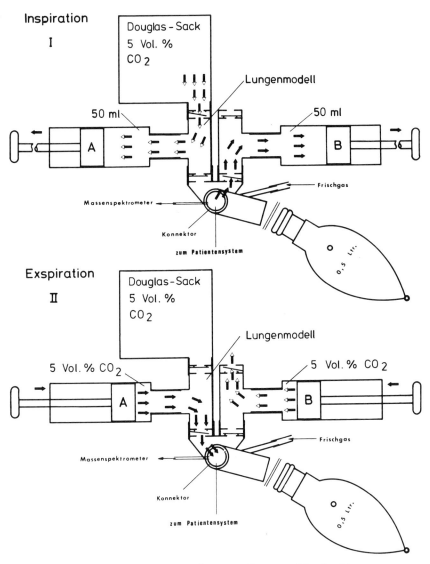

Abb. 1. Aufbau der Versuchsanordnung (Nach 1)

tätigt werden, einem Douglas-Sack mit definiertem CO_2-Gehalt und zwei gegeneinander versetzten Paedi-Ventilen, die über ein Endstück miteinander verbunden sind. An der Stelle des Massenspektrometers befindet sich die Meßvorrichtung des jeweiligen Monitors. Daran angeschlossen ist das Kreissystem 7 a der Firma Dräger mit dem modifizierten Kinderschlauchsystem. Bei offenem Überdruckventil wird in dem Kreissystem ein Frischgasflow von 6 l/min eingestellt. Bei der simulierten Inspiration zieht die Spritze B das festgelegte Volumen aus dem Frischgasreservoir des Kreissystems, gleichzeitig wird von der Spritze A Gas mit einem definierten CO_2-Gehalt aus dem Douglas-Sack entnommen. Bei der Exspiration entleert sich CO_2-haltiges Gas aus der

62

Spritze A über den Konnektor und die Meßstelle für CO_2 in das
Kreissystem. Die Spritze B entleert ihr Volumen ins Freie und
steht so für die nächste Inspiration wieder zur Verfügung. Dieser Vorgang läßt sich beliebig oft wiederholen, ohne daß es zu
einer Verdünnung der CO_2-Konzentration im Douglas-Sack kommt.
Wie die Messungen von ALTEMEYER et al. ergaben, findet sich unter dieser Versuchsbedingung keine Rückatmung (1).

Versuchsbedingungen

Wir variierten die Atemfrequenz zwischen 10 und 60 Atemzügen/
min in Schritten zu je 10, die Hubvolumina ebenfalls in 10-ml-
Schritten von 10 bis 100 ml, wobei einschränkend gesagt werden
muß, daß der Totraum im Lungenmodell bei etwa 8 ml liegt, so
daß die Messungen für das Hubvolumen von 10 ml nur mit Vorbe-
halt zu verwerten sind. Alle CO_2-Kurven wurden mit einem geeichten Schreiber aufgezeichnet.

Ergebnisse

Der gemessene Wert bei 100 ml und einer Beatmungsfrequenz von
20/min wurde als 100 % Meßgenauigkeit festgelegt, weil dadurch
Fehler wie wechselnder Luftdruck oder Temperatur eliminiert
werden konnten. Abweichungen bis zu 10 % von diesem Wert wurden als tolerabel erachtet. In den folgenden Tabellen ist die
prozentuale Abweichung vom Soll-Wert nach unten angegeben,
Werte mit Abweichungen von über 10 % sind unterstrichen, Über-
schreitungen des Soll-Werts wurden nie registriert.

Meßergebnisse für den Normocap der Firma Datex

Bei diesem Gerät sind Absauggeschwindigkeiten von 50 ml/min
und 150 ml/min wählbar, die jeweils getestet wurden.

Bei 150 ml/min (Tabelle 2) wurden bei Hubvolumina bis zu 30 ml
unter jeder Frequenz Fehlmessungen über 10 % registriert. Auf-
fallend war noch, daß bei hohen Atemfrequenzen von 50 und 60/
min Meßfehler bis zu einem Hubvolumen von 80 ml auftraten. Die
niedrige Absauggeschwindigkeit von 50 ml (Tabelle 3) erbrachte
noch schlechtere Ergebnisse. Die Grenzen dieses Geräts liegen
also bei der Messung unter kleinen Volumina und besonders bei
hohen Frequenzen.

Meßergebnisse für den Capnograph III der Firma Gould Goddart

Bei diesem Gerät läßt sich die Absauggeschwindigkeit stufenlos
zwischen 50 und 500 ml/min einstellen. Eine definierte Angabe
über die Absauggeschwindigkeit mit Ausnahme der beiden Extrem-
werte ist nicht vorhanden. Unsere Versuchsbedingungen wurden
unter der höchsten und niedrigsten Absauggeschwindigkeit vorgenommen. Bei einer Absauggeschwindigkeit von 500 ml/min (Tabelle 4) trat ein Meßfehler von über 10 % bei den kleinen Hub-

Tabelle 2. Normocap, Firma Datex. Absauggeschwindigkeit:
150 ml/min

Frequenz/min										
60	27	18	18	14	16	11	14	11	9	7
50	27	18	14	11	14	11	11	11	9	5
40	30	18	11	9	11	9	9	9	9	2
30	32	18	14	9	9	9	7	5	5	0
20	32	14	11	9	9	9	7	7	5	0
10	34	14	11	9	9	9	7	9	5	0
ml Hubvolumen	10	20	30	40	50	60	70	80	90	100

Tabelle 3. Normocap, Firma Datex. Absauggeschwindigkeit:
50 ml/min

Frequenz/min					
60	27	28	30	27	22
50	30	25	23	23	22
40	23	22	20	18	19
30	25	18	18	14	14
20	27	16	16	11	11
10	30	16	14	11	11
ml Hubvolumen	10	20	30	40	50

Tabelle 4. Capnograph III, Firma Gould Goddart. Absauggeschwindigkeit: 500 ml/min

Frequenz/min										
60	33	23	12	8	6	1	1	1	1	1
50	35	19	12	8	4	1	1	0	0	0
40	28	19	8	4	4	1	0	0	0	0
30	19	19	6	8	0	0	0	0	0	0
20	15	15	6	4	0	0	0	0	0	0
10	15	15	4	4	4	0	0	0	0	0
ml Hubvolumen	10	20	30	40	50	60	70	80	90	100

volumina von 10 und 20 ml auf. Nur bei den hohen Frequenzen von
50 und 60/min wurde eine Fehlanalyse auch beim Hubvolumen von
30 ml registriert. Die niedrige Absauggeschwindigkeit von 50 ml/
min (Tabelle 5) erbrachte insgesamt schlechtere Ergebnisse. Die

Tabelle 5. Capnograph III, Firma Gould Goddart. Absauggeschwindigkeit: 50 ml/min

Frequenz/min										
60	48	40	36	24	20	16	24	16	16	16
50	44	36	28	24	20	12	24	16	10	4
40	40	32	24	20	20	12	16	8	4	4
30	36	28	22	16	16	8	16	4	4	4
20	32	24	20	16	16	8	12	4	2	4
10	30	20	16	10	16	10	4	0	2	16
ml Hubvolumen	10	20	30	40	50	60	70	80	90	100

Tabelle 6. CO_2-Modul des Sirecust 404, Firma Siemens

Frequenz/min										
60	73	35	17	19	24	11	5	5	3	0
50	73	35	17	22	24	11	5	5	3	0
40	75	35	17	22	24	8	5	5	0	0
30	81	38	24	19	24	11	5	3	0	0
20	86	41	21	13	24	8	5	3	0	0
10	100	46	24	9	9	5	0	0	0	0
ml Hubvolumen	10	20	30	40	50	60	70	80	90	100

Tabelle 7. Capnolog, Firma Dräger

Frequenz/min										
60	100	34	16	21	13	11	11	8	5	5
50	100	32	26	13	11	8	5	6	5	5
40	100	39	26	13	8	5	5	3	3	3
30	100	39	21	16	8	8	5	3	0	0
20	100	39	18	13	8	8	5	0	0	0
10	100	21	32	13	8	5	5	0	0	0
ml Hubvolumen	10	20	30	40	50	60	70	80	90	100

Limitierung dieses Geräts liegt also vor allen Dingen bei kleinen Zugvolumina. Möglicherweise wird dieses Problem durch die nicht definierte Kapillarlänge und den Kapillardurchmesser hervorgerufen. Ist die Kapillare zu eng oder zu lang, wird bei konstanter Pumpleistung wegen des hohen Widerstands zu wenig Gas zur Analyse gebracht.

Tabelle 8. Capnometer, Firma Hewlett Packard

Frequenz/min										
60	9	<u>14</u>	6	3	0	3	3	3	3	3
50	9	<u>11</u>	6	3	0	3	3	3	3	0
40	9	9	6	3	0	3	3	3	3	0
30	9	9	6	3	0	3	3	3	3	0
20	9	9	6	3	6	3	3	3	0	0
10	<u>11</u>	9	9	6	6	3	3	0	0	0
ml Hubvolumen	10	20	30	40	50	60	70	80	90	100

<u>Meßergebnisse für das CO_2-Modul des Sirecust 404 der Firma Siemens (Tabelle 6)</u>

Erst bei einem Hubvolumen von 70 ml traten keine Fehlmessungen mehr auf. Die richtige Analyse bei der Frequenz von 10/min schon bei kleineren Hubvolumina ist klinisch nicht relevant.

<u>Meßergebnisse für den Capnolog der Firma Dräger (Tabelle 7)</u>

Bis zu einem Zugvolumen von 40 ml lagen alle Messungen über der 10-%-Fehlergrenze. Bei der hohen Frequenz von 60/min wurden Meßfehler bis zu einem Hubvolumen von 70 ml registriert. Die Grenzen dieses Geräts liegen auch besonders bei der Analyse unter hohen Atemfrequenzen. In der Gerätebeschreibung der Firma Dräger wird jedoch darauf hingewiesen, daß als Untergrenze für eine genaue Analyse ein Hubvolumen von 80 ml notwendig ist. Die Konzeption des Geräts ist nicht auf die Messung kleiner Hubvolumina ausgerichtet.

<u>Meßergebnisse für das Capnometer der Firma Hewlett Packard (Tabelle 8)</u>

Nur unter drei Bedingungen trat ein Meßfehler von über 10 % auf:
Hubvolumen von 10 ml und Frequenz von 10/min,
Hubvolumen von 20 ml und Frequenz von 50 respektive 60/min.
Die Versuchsbedingung mit einer Frequenz von 10 ml und einem Hubvolumen von 10 ml ist jedoch klinisch irrelevant.

<u>Diskussion</u>

Die Überwachung der Beatmung von Kleinkindern und Säuglingen ist bisher sehr problematisch. Soll die CO_2-Messung eingesetzt werden, muß sie innerhalb der in diesem Bereich auftretenden Atemzugvolumina und Atemfrequenzen verläßliche Werte liefern.

Die Forderung einer genauen CO_2-Analyse auch bei hohen Frequenzen und kleinen Atemzugvolumina erfüllt nach unseren Untersuchungen nur das Capnometer von Hewlett Packard mit hinreichender Genauigkeit.

Um aus dem endexspiratorisch gemessenen CO_2-Wert auf den arteriellen CO_2-Wert zurückschließen zu können, müssen noch weitere Bedingungen erfüllt werden. Der Ventilations-Perfusions-Quotient darf nicht zu sehr gestört sein. HATLE und ROKSETH (2) untersuchten den Gradienten zwischen dem arteriellen PCO_2 und dem endexspiratorisch gemessenen CO_2 und fanden erhöhte Gradienten bei der Lungenembolie - abhängig vom Ausmaß der Embolie - bei 20 von 34 Patienten mit chronischen Lungenerkrankungen, bei sechs von 24 Patienten im Schock und bei drei von 24 Patienten mit Linksherzversagen. Ähnliche Befunde teilen auch WHITESELL et al. (5) mit, die das endexspiratorische CO_2 mit dem Massenspektrometer gemessen haben. Bei Lungengesunden lag der Gradient bei 0,8 mm Hg, bei pulmonaler Vorerkrankung bei 3,3 mm Hg, ohne daß sich eine Beziehung zwischen dem Ausmaß der pulmonalen Schädigung und dem Gradienten herstellen ließ.

Das Auftreten eines Gradienten zwischen dem endexspiratorisch gemessenen CO_2 und dem arteriellen CO_2 wird auch zu diagnostischen Zwecken genützt. So ist ein Abfall des endexspiratorischen CO_2 und ein plötzlich hoher Gradient ein sicheres und sehr früh auftretendes Zeichen einer Luftembolie, die z. B. bei Operationen in der hinteren Schädelgrube oder beim Legen eines ventrikuloatrialen Ventils auftreten kann (2).

Technisch kann eine zuverlässige Messung des endexspiratorischen CO_2 nur in halboffenen Ventilsystemen (z. B. Paedi-System) oder in einem Kreissystem erfolgen, nicht jedoch in Spülgassystemen, da hier sehr leicht Mischanalysen aus der Exspirationsluft und dem kontinuierlich zugeführten Frischgas auftreten können. Besonders groß ist diese Gefahr bei einer Hypoventilation mit geringem Exspirationsflow. Von der Art der Probennahme her sind vor allem die Absauggeräte bei hoher Absauggeschwindigkeit betroffen. Hier scheint die Erklärung für die großen Unterschiede zwischen dem endexspiratorisch gemessenen CO_2 und dem arteriellen PCO_2 zu liegen, die VALENTIN et al. bei lungengesunden Kindern unter Halothannarkosen gemessen haben. Sie verwendeten ein Bain-System und ein Gerät der Firma Datex mit einer Absauggeschwindigkeit von 400 ml/min (4).

Für eine genaue CO_2-Messung und eine sichere Handhabung der Geräte müssen bestimmte Bedingungen an die Konstruktionsweise der Monitore selbst gestellt werden. Für Monitore, die direkt im Atemstrom messen, ergeben sich neben der bereits erwähnten Meßgenauigkeit bei kleinen Hubvolumina und hohen Frequenzen als weitere Forderungen:
leichte Meßküvette,
kleiner Totraum,
problemlose Sterilisierbarkeit,
leichte und sichere Konnektion.

Ein CO_2-Monitor, der im Nebenschluß mißt, muß folgende Anforderungen erfüllen:
definierte Kapillarlänge,

definierter Innendurchmesser der Kapillare,
variable und definierte Absauggeschwindigkeit.

Die Kapillarlänge und der Innendurchmesser haben bei einer konstanten Pumpleistung über den Strömungswiderstand einen erheblichen Einfluß auf das abgesaugte Volumen zur CO_2-Analyse. Auch die Absauggeschwindigkeit selbst spielt eine große Rolle. Bei zu niedriger Absauggeschwindigkeit, vor allem bei der Analyse unter hohen Frequenzen, reicht das Gas zu einer vollständigen Analyse nicht aus. Übersteigt die Absauggeschwindigkeit die Stromstärke der Exspiration, so wird das aus dem Frischgasflow abgesaugt, so daß eine Mischanalyse aus Inspiration und Exspiration erfolgen kann. Außerdem kann es bei hoher Absauggeschwindigkeit auch zu Turbulenzen in der Kapillare und damit zu einer Vermischung von Exspirations- und Inspirationsluft kommen. Zusätzliche Probleme können noch durch Kondensation von Flüssigkeit in der Kapillare auftreten, weil hierdurch ebenfalls die Strömungsbedingungen beeinflußt werden.

Unabhängig vom Funktionsprinzip eines Monitors sind generell folgende Anforderungen zu stellen:
Nullpunkteichung gegen ein CO_2-freies Referenzgas,
Rückatmungsanzeige mit Alarm,
optische und akustische Warnung für variabel einstellbare Grenzen,
interner, leicht zu prüfender Eichstandard,
Lachgaskompensation,
Feuchtigkeitskorrektur,
Luftdruckkorrektur.

Von diesen Punkten ist die Nullpunkteichung gegen ein CO_2-freies Referenzgas von besonderer Bedeutung. Es sind daher Geräte vorzuziehen, die eine vom Inspirationsgas unabhängige Nullpunkteichung aufweisen. Dadurch wird gerade in einer Phase der Hypoventilation die mögliche Rückatmung erkannt und der endexspiratorische Wert nicht verfälscht.

Bei Beachtung der genannten Einschränkungen stellt die Messung des endexspiratorischen CO_2 eine gute Möglichkeit zur Überwachung der Beatmung dar. Sie wird kontinuierlich durchgeführt und hat eine kurze Latenzzeit, so daß Veränderungen der Beatmungssituation sofort erkennbar werden. Da Volumenmessungen im Säuglings- und Kleinkindesalter, wie von HEINRICH dargestellt, technisch noch nicht durchführbar sind, bietet die endexspiratorische CO_2-Messung neben der invasiven Messung des arteriellen PCO_2 die einzige Möglichkeit, das Beatmungsvolumen in dieser Altersgruppe adäquat einzustellen.

Literatur

1. ALTEMEYER, K.-H., BREUCKING, E., RINTELEN, G., SCHMITZ, J.-E., DICK, W.: Vergleichende Untersuchungen zum Einsatz verschiedener Narkosesysteme in der Kinderanaesthesie. Anaesthesist 31, 271 (1982)

2. HATLE, L., ROKSETH, R.: The arterial to end-expiratory carbon dioxide tension gradient in acute pulmonary embolism and
   other cardiopulmonary diseases. Chest 66, 352 (1974)

3. SMALHOUT, G., KALENDA, Z.: An atlas of capnography. 1975
   Kerckebosch Zeist, The Netherlands

4. VALENTIN, N., LOMHOLT, B., THORAP, M.: Arterial to end-tidal
   carbon dioxide tension difference in children under halothane anaesthesia. Canad. Anaesth. Soc. J. 29, 12 (1982)

5. WHITESELL, R., ASIDDAO, C., GOLLMANN, D., JABLONSKI, J.:
   Relationship between arterial and peak expired carbon dioxide
   pressure during anesthesia and factors influencing the difference. Anesth. Analg. 60, 508 (1981)

Die Empfehlungen der Deutschen Gesellschaft für Anästhesiologie und Intensivmedizin zur Sicherheit medizinisch-technischer Geräte beim Einsatz in der Anästhesiologie
I. Inhalationsnarkosegeräte

Von J. Kilian

Die Empfehlungen der DGAI zur Sicherheit medizinisch-technischer Geräte beim Einsatz in der Anästhesie haben in weiten
Bereichen der Anästhesie zunächst zu Unruhe und häufig emotio-
nal gefärbten Reaktionen geführt. Sie reichten von "unnötig"
über "unbezahlbar" bis hin zu "unsinnig". Es ist nicht Sinn
dieses Beitrags, dazu Stellung zu nehmen. Vielmehr scheint es
notwendig zu sein, die einzelnen Punkte noch einmal aufzufüh-
ren, ihre Relevanz für die klinische Sicherheit zu überprüfen
und schließlich zu Aussagen zu kommen, inwieweit diese Empfehlungen auch für den Bereich der Kinderanästhesie Gültigkeit haben sollen und können.

Es ist unbestritten, daß der Anästhesist seine Patienten in einen Zustand versetzt, der ohne entsprechende kontinuierliche
Überwachung und Therapie für den Patienten letal enden würde.
Es muß unsere Aufgabe sein, den Patienten so zu überwachen,
daß die Narkose unbeschadet überstanden werden kann. Hierzu stehen uns einerseits klinische und laborchemische Überwachungs-
methoden zur Verfügung, andererseits jedoch auch technische Ge-
rätschaften, die eine Dosierung und gezielte Applikation der
Narkosemittel erlauben.

Die klinische Überwachung besaß immer schon einen hohen Stellenwert und kann als Basis durch nichts ersetzt werden. Ohne
Zweifel erlaubt die laborchemische Diagnostik eine weitgehende
Differenzierung und Erkennung von Störungen und ist bei ent-
sprechender Indikation auch nicht mehr aus unserem Methoden-
reservoir wegzudenken.

Die Aussage, eine Narkose steuern zu können und zu müssen, ist
ebenfalls unbestritten. Voraussetzung ist die Dosierbarkeit der
verabreichten Mittel; bezogen auf Medikamente ist dies kein
Problem, bezogen auf Narkosegase setzt es jedoch einen apparativen Aufwand voraus.

Es muß erstaunen, daß sicherheitstechnische Aspekte bei der
Durchführung von Narkosen bei Erwachsenen inzwischen anerkannt
und berücksichtigt werden, bei den normalerweise wesentlich
diffizileren Narkosen bei Kindern und Säuglingen jedoch unbe-
kannt sind bzw. häufig als unnötig bezeichnet werden. Diese
Vorstellung beruht zum einen auf der Tatsache, daß die Kinder-
anästhesisten - ähnlich wie die Anästhesisten in der Kardio-
oder Neurochirurgie - eine besonders große praktische Erfahrung
besitzen, zum anderen jedoch auch darauf, daß die technischen
Voraussetzungen sowohl vom Narkosesystem als auch von den Über-
wachungseinheiten bisher in weitem Umfange nicht gegeben waren.

Überwachung und Messung

Prinzip der Überwachung muß sein, daß ein Fehler, der auftreten kann, erkannt werden muß. Unabhängig· davon scheint es durch-
aus erstrebenswert, Messungen mit dem Ziel durchzuführen, den
Zustand des Patienten zu erfassen und Änderungen zu registrie-
ren. Hier ist die klinische Erfahrung gut, die Ergänzung durch
eine Messung jedoch besser. Es ist keineswegs so, daß das Monitoring der Herzfrequenz das präkordiale Stethoskop ersetzen
soll oder die Messung der endexspiratorischen CO_2-Konzentra-
tion die Überprüfung der Lungenbelüftung überflüssig machte.
Die Messung mag den Erfahrenen bestätigen, dem Nichtroutinier-
ten vermag es die Überwachung der Narkosebeatmung zu erleich-
tern, ja sie zu steuern. Auch dem Erfahrenen wird die Messung
dann Zusatzinformationen geben, wenn technische Fehler auftreten, die sich sonst erst in einer klinischen Verschlechterung
manifestieren würden, z. B. einer erhöhten Rückatmung bei ver-
mindertem Frischgasflow im halboffenen System.

Empfehlungen zur medizinisch-technischen Sicherheit

Betrachtet man die genannten Richtlinien im einzelnen, so können sie in verschiedene Kategorien unterteilt werden:

1. Anforderungen an Geräte zur Durchführung einer Narkose,
2. Überwachung technischer Funktionen,
3. Überwachung und teilweise Messung eingestellter Beatmungs-
   größen und Gaskonzentrationen.

Von den im weiteren zu besprechenden 15 Punkten der zitierten
Empfehlungen betreffen sechs spezifisch die Kinderanästhesiesysteme, neun der 15 Punkte sind unabhängig von der Kinderanästhesie zu sehen. Dennoch sollen sie hier in ihrer Gesamtheit
vorgestellt werden. Bei allen spezifischen Punkten muß die Rea-
lisierbarkeit in bezug auf Kinderanästhesiesysteme diskutiert
werden. Im einzelnen handelt es sich um folgende Punkte (Tabelle 1):

1   Steckkupplungen
"Die für zentrale Gasversorgungsanlagen in Krankenhäusern verwendeten Steckkupplungen bzw. Schlauchanschlüsse in Wand- bzw.
Deckenanschlüssen dürfen nicht verwechselbar sein. Dies gilt
sinngemäß auch für die Narkosegasabsaugung."

2   Schlauchverbindungen
"Gasversorgungsschläuche zwischen Steckkupplungen bzw. Schraub-
anschlüssen und Gerät müssen farblich gekennzeichnet sein."

3   Gasartspezifische Anschlüsse
"An allen Narkose- und Narkosebeatmungsgeräten sind gasartspezifische Anschlüsse für die unter Ziffer 2 genannten Verbindun-
gen obligatorisch."

Tabelle 1. Empfehlungen zur medizinisch-technischen Sicherheit
von Inhalationsnarkosegeräten bezogen auf Kindernarkosesysteme

	Sicherheit in der Anwendung	Kinderanästhesie-system
1. Steckkupplungen	mittelbar	unspezifisch
2. Schlauchverbindungen	mittelbar	unspezifisch
3. Gasartspezifische Anschlüsse	mittelbar	unspezifisch
4. O_2-Mangelsignal - Lachgassperre	mittelbar	unspezifisch
5. Einstellknöpfe an den Durchflußmessern	mittelbar	unspezifisch
6. Dosierventile	mittelbar	unspezifisch
7. O_2-Bypass	mittelbar	unspezifisch
8. Verdampfer	mittelbar	unspezifisch
9. Handbeatmung a) für Narkosegase	unmittelbar	spezifisch
b) für Luft	unmittelbar	spezifisch
10. O_2-Messung	unmittelbar	spezifisch
11. Beatmungsdruckmesser	unmittelbar	spezifisch
12. Dekonnektions- und Stenosealarm	unmittelbar	spezifisch
13. Meßgerät für Beatmungsvolumen	unmittelbar	spezifisch
14. Narkosegasbeseitigung	unmittelbar	spezifisch
15. Checkliste	mittelbar	unspezifisch

4 O_2-Mangelsignal - Lachgassperre
"Jedes Narkosegerät muß für die Druckgasversorgung mit einem
O_2-Mangelsignal und einer Lachgassperre ausgerüstet sein."

5 Einstellknöpfe an den Durchflußmessern
"An den Durchflußmessern bzw. deren Dosierventilen sollen Be-
dienungsknöpfe angebracht werden, die eine optische und haptische Unterscheidung ermöglichen."

6 Dosierventile
"Dosierventile sind so anzuordnen oder zu gestalten, daß ein
unbeabsichtigtes Verstellen ausgeschlossen ist."

7 O_2-Bypass
"Bei eingebautem O_2-Bypass muß eine selbsttätige Rückstellung
sichergestellt sein."

8 Verdampfer

8.1 "Die Konstruktion des Narkosegeräts muß so ausgelegt sein, daß bei Verwendung von mehreren Verdampfern jeweils nur ein Verdampfer in Betrieb genommen werden kann."

8.2 "Narkosemittelspezifische Verdampfer müssen eine Sicherheitsfülleinrichtung haben."

8.3 "Bei Verdampfern ist eine Limitierung der maximalen Narkosegaskonzentration gemäß den Empfehlungen der Berufsgenossenschaft sicherzustellen; in Nullstellung ist eine Sperre vorzusehen."

8.4 "Bei Inhalationsnarkosen dürfen nur kalibrierte Verdampfer Verwendung finden."

9 Handbeatmung

9.1 "An jedem Narkosegerät ist eine Handbeatmungsmöglichkeit für Narkose vorzusehen."

Dieser Punkt ist spezifisch für Kindernarkosesysteme, seine Realisierung ist jedoch selbstverständlich.

9.2 "Eine Beatmung mit atmosphärischer Luft muß bei Ausfall der Narkosegase möglich sein (gegebenenfalls durch gesondertes Handbeatmungsgerät sicherzustellen)."

Auch diese Forderung betrifft unmittelbar die Kinderanästhesie, nicht jedoch die Systeme; sie muß in jedem Falle möglich sein.

10 O$_2$-Messung

"Im Inspirationsteil des Atemsystems eines Narkosegeräts muß eine O$_2$-Messung mit einstellbarer unterer Alarmgrenze vorgesehen werden."

Hier treten bei den halboffenen Spülgassystemen Probleme auf. Die Messung im Frischgas ist möglich, problematisch ist sie jedoch im eigentlich interessierenden Beatmungsbeutel. Es ist zu diskutieren, ob bei diesen Systemen die Messung im Frischgas ausreicht, d. h. alle möglichen technischen und Bedienungsfehler damit erfaßt werden.

11 Beatmungsdruckmesser

"Bei Narkoseatemsystemen ist ein Beatmungsdruckmesser obligatorisch."

Auch diese Forderung ist bei halboffenen Spülgassystemen technisch zwar möglich, praktisch jedoch nicht realisiert. Es ist darauf hinzuweisen, daß der Beatmungsdruck nicht nur überwacht, sondern gemessen werden soll.

Es ist zu diskutieren, inwieweit eine Druckmessung bei reinen Handbeatmungsgeräten gefordert werden muß. Zweifelsohne notwendig und ohne technische Probleme realisierbar ist sie bei Kreissystemen. Unabhängig davon ist die Überdrucksicherung zu sehen, wenn z. B. der Beatmungsbeutel des Kuhn-Systems aus Gründen der Narkosegasbeseitigung von einem zweiten Beutel umgeben ist.

12 Diskonnektions- und Stenosealarm

12.1 "Bei automatisch arbeitenden Narkosebeatmungsgeräten ist
ein Diskonnektionsalarm vorzusehen."
12.2 "Bei den gleichen Geräten sollte zusätzlich ein Stenosealarm eingebaut werden."

Beide Punkte sind spezifisch. Sie werden nur in Verbindung mit
maschineller Beatmung gefordert, sollten dann jedoch auch für
Kindernarkosesysteme Gültigkeit besitzen.

13 Meßgerät für Beatmungsvolumen

"Ein Volumenmeßgerät ist in Narkosekreissystemen obligatorisch,
aber auch in allen anderen anzustreben."

Diese Messung betrifft auch Kinderanästhesiesysteme; technisch
und praktisch ist sie für diesen Bereich nur unvollkommen realisiert. Dies beruht zum einen auf systembedingten, prinzipiellen
Schwierigkeiten (bei halboffenen Spülsystemen), zum anderen jedoch auch auf meßtechnischen Limitierungen, die eine Messung in
den anfallenden Meßbereichen mit der nötigen Genauigkeit nicht
zulassen (siehe Beitrag HEINRICH).

Die Frage stellt sich, ob die Messung aus sicherheitstechni-
schen Überlegungen zu fordern ist. Ohne Zweifel ist sie zur
Steuerung der Ventilation von großer Bedeutung. Diese klinisch
relevante Größe kann jedoch heute mit der endexspiratorischen
CO_2-Messung auch bei Kindersystemen erfaßt werden (Ausnahme
auch hier wieder die halboffenen Spülsysteme). An der Wichtig-
keit einer Ventilationsmessung ist gerade bei Kleinkindern und
Säuglingen kein Zweifel; die klinische Brauchbarkeit der CO_2-
Messung auch bei kleinen Volumina wurde durch die Untersuchungen von FÖSEL bestätigt. Es muß diskutiert werden, ob allein
aus medizinischen Gründen der Überwachung oder auch aus sicher-
heitstechnischen Aspekten eine der beiden Messungen für Kinderanästhesiesysteme als obligat zu fordern ist.

14 Narkosegasbeseitigung

"Eine Narkosegasbeseitigung entsprechend den Richtlinien der
Berufsgenossenschaft ist sicherzustellen."

Diese Forderung ist bei allen Kindernarkosesystemen technisch
prinzipiell möglich, bei den halboffenen Spülgassystemen jedoch
nicht immer zufriedenstellend gelöst.

15 Checkliste

"An jedem Narkosegerät ist eine "Checkliste" anzubringen, in
der Kontrollvorgänge verzeichnet sind, die unmittelbar vor In-
betriebnahme des Geräts durchgeführt werden müssen."

Diese Checkliste soll dazu dienen, die Narkosegeräte vor Inbe-
triebnahme auf Vollständigkeit und Funktionsfähigkeit zu überprüfen. Sie ist somit ein wesentlicher Teil der Empfehlungen,
da erst dadurch die gewünschte Sicherheit in der täglichen

Routine verbessert werden kann. Was nützen die besten Sicher-
heitseinrichtungen, wenn ihr Vorhandensein und ihre Funktion
nicht überprüft werden.

Zusammenfassung

Sinn und Zweck der Empfehlungen ist es, die Narkosegeräte in
Hinblick auf Sicherheit in der Anwendung zu vervollkommnen.
Es soll auf Gefahren aufmerksam gemacht werden, die einmal
durch technische Probleme hervorgerufen werden (Versagen einer
Funktion oder Fehlbedienung) oder durch Fehler im System (Dekonnektion usw.). Es sollen mittelbare oder unmittelbare Gefahren für den Patienten und die Umgebung vermieden bzw. rechtzeitig erkannt werden. Die Frage muß diskutiert werden, inwieweit die Sicherheit von Narkosesystemen im Bereich der Kinderanästhesie verbessert werden kann und muß. Wir sollten nicht
zögern, als relevant erkannte Punkte dann auch entsprechend zu
formulieren und zu publizieren.

Literatur

1. AHNEFELD, F. W., KILIAN, J., FRIESDORF, W.: Sicherheit und
   Instandhaltung medizinisch-technischer Geräte. Anästh. Intensivmed. _22_, 291 (1981)

2. Empfehlungen der Deutschen Gesellschaft für Anästhesiologie
   und Intensivmedizin (DGAI) zur Sicherheit medizinisch-technischer Geräte beim Einsatz in der Anästhesiologie. I. Inhalationsnarkosegeräte. Anästh. Intensivmed. _22_, 306 (1981)

Narkose ohne Lachgas und Narkoseausleitung mit Luft

Von W. Friesdorf, F. W. Ahnefeld und J. Kilian

Nach der Entdeckung des Lachgases und seiner analgetischen Wirkung Ende des 18. Jahrhunderts dauerte es noch ein Jahrhundert,
bis Lachgas als Inhalationsanästhetikum in Narkosegeräten regel-
mäßig eingesetzt wurde. Bei praktisch all unseren heutigen Narkosen, seien es Inhalationsnarkosen oder Neuroleptanalgesien,
wird Lachgas als Basisanalgetikum verwendet.

Durch die Entwicklung hochpotenter und kurzwirkender Analgetika
sehen wir uns heute in der Lage, die Verwendung von Lachgas neu
zu diskutieren.

Vor- und Nachteile bei der Anwendung von Lachgas

In der Literatur werden einige Gründe angeführt, die gegen den
routinemäßigen Einsatz des Lachgases sprechen. Am häufigsten
wird dabei eine unerwünschte Volumenwirkung angeführt (Second
gas effect). Sobald ein Patient Lachgas in üblicher Dosierung
atmet, wird das Volumen eines gasgefüllten Raums im Organis-
mus auf das Vierfache anwachsen, wobei der Einfluß des Gasdrucks
unberücksichtigt ist. Hieraus können sich erhebliche Probleme
ergeben (19).

Bei welchen Patienten bzw. Erkrankungen stellt die Verwendung
von Lachgas ein Risiko dar (Tabelle 1)?

Der sowieso schon stark geblähte Darm des Ileuspatienten wird
noch stärker belastet (5, 15, 19, 32). Beim Pneumo- oder Enterothorax kann durch die Verwendung von Lachgas die Lungenventila-
tion weiter beeinträchtigt werden (5). Beim Hautemphysem wird
die Auswirkung weniger dramatisch sein (19). Bei Mittelohropera-
tionen muß bisher das Lachgas während des Verschlusses des
Trommelfells kurz abgestellt werden. Eine Beatmung mit reinem
Sauerstoff ist andererseits ebenfalls unerwünscht (3, 4, 16,
21, 23, 24, 28, 34, 37). Das Volumen einer Gasblase im Blut bei
einer Luftembolie nimmt innerhalb kürzester Zeit auf das Vierfache zu (18).

Die Volumen- und damit Drucksteigerung im Tubuscuff während
Lachgasnarkosen ist allgemein bekannt (13, 20, 33). Ein weiterer Grund, auf die routinemäßige Verwendung von Lachgas zu verzichten, ist die Belastung der Umwelt. Trotz guter Absaugung
bzw. hohem Luftwechsel der Klimaanlage ist das Personal im Operationssaal und im Aufwachraum chronisch geringen Lachgaskon-
zentrationen ausgesetzt, wodurch auf lange Sicht Gesundheits-
schäden nicht auszuschließen sind (1, 2, 7, 8, 11, 14, 22, 25,
27, 29, 30, 31, 35, 36).

Tabelle 1. Nachteile von Lachgas

---

1. Volumenwirkung (Second gas effect)
   - Ileus
   - Pneumothorax
   - Hautemphysem
   - Mittelohroperation
   - Luftembolie
   - Blockermanschette des Endotrachealtubus

2. Umwelt
   - Personal im Operationssaal und Aufwachraum

3. Sonstiges
   - Diffusionshypoxie
   - Entzugssymptome (Shivering)
   - Toxische Abbauprodukte
   - Intrakranielle Drucksteigerung
   - Pulmonalarterielle Drucksteigerung

An weiteren Gründen sind zu nennen:
Die Gefahr einer Diffusionshypoxie in der Ausleitungsphase (6, 26). Das postoperative Schütteln der Patienten, das wir im Aufwachraum beobachten, wird als Entzugssymptom von Lachgas diskutiert (9). Außerdem wird beschrieben, daß Darmbakterien toxische Abbauprodukte des Lachgases produzieren (12). Bei Verwendung von Lachgas kommt es zu einer intrakraniellen und pulmonalarteriellen Druckerhöhung (10, 17).

Auf der anderen Seite sollen aber auch die Vorteile des Lachgases erwähnt sein:
die schnelle Elimination,
kein Rebound,
keine Atemdepression,
ein Wirkungssynergismus, z. B. mit Halothan.

Der Einsatz von Luft während der Narkose

Alle angeführten Gründe veranlaßten uns, in einer Pilotstudie die Durchführbarkeit von Narkosen ohne Lachgas zu untersuchen.

Als technische Grundvoraussetzung muß hierfür natürlich die Möglichkeit gegeben sein, den Patienten während der Narkose mit Luft statt mit reinem Sauerstoff beatmen zu können.

Steht uns Luft als drittes Atemgas zur Verfügung, sind wir auch nicht mehr gezwungen, den Patienten in der Ausleitungsphase nach einer Lachgasnarkose mit reinem Sauerstoff zu beatmen. Ob die F_IO_2 ohne die Gefahr einer Hypoxämie reduziert werden kann, sollte in einer zweiten Studie untersucht werden.

Für die Durchführung der Untersuchungen stand uns ein "Romulus 19" der Firma Drägerwerk AG, Lübeck, zur Verfügung, der neben Sauerstoff als Atemgas alternativ zu Lachgas die Verwendung von Luft ermöglicht.

Tabelle 2. Lachgasfreie Narkose

Prämedikation:	Promethazin		50	mg
	Pethidin		50	mg
Einleitung:	Piritramid	5 -	7,5	mg
	Thiopental		5	mg/kg KG
	Succinylbischolin		2	mg/kg KG
	Alcuronium	10 -	14	mg
Narkose:	Halothan	0,7 -	1,5	Vol.%
	40 % O_2 in der Luft			
	Bei Bedarf: Alcuronium		2	mg

Atemregime

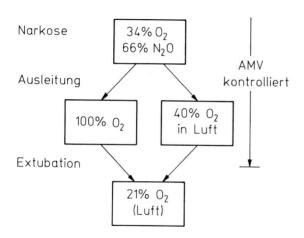

Abb. 1

1. Lachgasfreie Narkose

Die lachgasfreien Narkosen der ersten Studie wurden folgender-
maßen durchgeführt:

Die Patienten waren wie üblich prämediziert. Sie erhielten zur
Einleitung zwischen 5 und 7,5 mg Piritramid. Halothan und Al-
curonium wurden während der Narkose nach Bedarf dosiert (Tabelle 2).

Untersucht wurde die Durchführbarkeit solcher Narkosen bei
sechs knochenchirurgischen und bei acht bauchchirurgischen
Eingriffen. Die Narkosen dauerten zwischen 30 und 160 min.

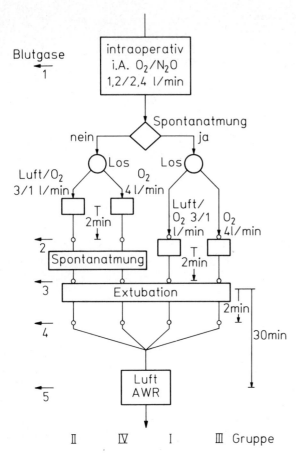

Abb. 2

Bei keinem der Patienten ergaben sich während der Durchführung der lachgasfreien Narkose Probleme. Halothan konnte im Laufe der Narkose auf 0,7 - 1,2 Vol.% reduziert werden, ohne daß es zu Kreislaufreaktionen gekommen wäre, die auf eine mangelnde Analgesie hätten hindeuten können. In keinem Fall war eine Repetitionsdosis des Analgetikums notwendig.

2. Luft anstelle von reinem Sauerstoff am Ende der Anästhesie

Nach Abstellen des Lachgases ist es bisher nur möglich, den Patienten mit reinem Sauerstoff zu beatmen. Steht Luft als drittes Gas zur Verfügung, kann die Sauerstoffkonzentration auf das gewünschte Maß reduziert werden. Basierend auf Ergebnissen aus vorangegangenen Tierversuchen wählten wir eine Sauerstoffkonzentration von 40 %, um eine Hypoxämie bei den Patienten sicher zu verhindern.

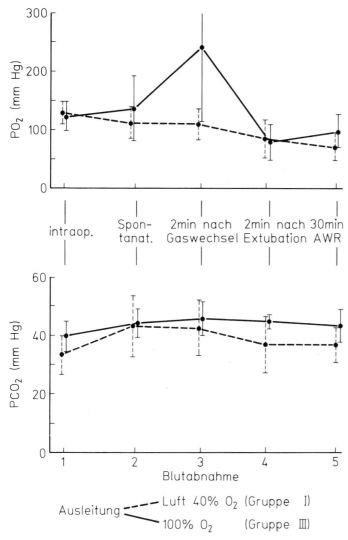

Abb. 3

Die Untersuchung wurde an 28 Patienten durchgeführt. Die Hälf-
te der Patienten atmete wie üblich reinen Sauerstoff, die anderen ein Luft-Sauerstoff-Gemisch mit einer F_IO_2 von 0,4 (Abb. 1).
Außerdem wurde noch unterschieden, ob die Patienten zu Beginn
der Ausleitungsphase, d. h. beim Wechsel der Gase, spontan atmeten oder nicht (Abb. 2). Blutgasproben wurden vor, während
und nach der Ausleitung abgenommen.

Der PaO_2 und $PaCO_2$ zeigt bei den Patienten, die zu Beginn der
Ausleitung spontan atmeten, folgenden Verlauf (Abb. 3): Bei Atmung von reinem Sauerstoff steigt der PaO_2 im Mittel auf 250
mm Hg, während er bei einer F_IO_2 von 0,4 gleichbleibt. Bereits

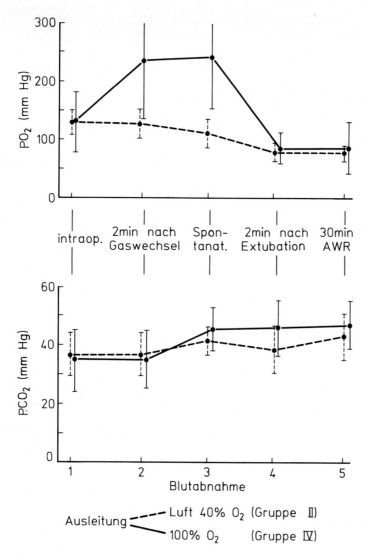

Abb. 4

kurz nach Extubation sind keine Unterschiede mehr feststellbar.
Der PaCO₂ liegt während der gesamten Ausleitung in der Gruppe,
die reinen Sauerstoff erhielt, geringfügig über dem der anderen
Gruppe.

Betrachten wir die Kurven der Patienten, die bei Beginn der Ausleitung noch nicht spontan atmeten (Abb. 4): Prinzipiell ist
der Verlauf gleich. Auch hier liegen die PaO₂-Werte während
der Ausatmung von reinem Sauerstoff bei 250 mm Hg, bei einer
F_IO₂ von 0,4 bleiben die PaO₂-Werte konstant, 2 min nach Extubation und im Aufwachraum ist auch hier kein Unterschied mehr
nachweisbar. Der PaCO₂ liegt bei den Patienten, die 100 % Sauer-

stoff erhielten, nach Übergang auf Spontanatmung geringfügig
über dem der anderen, ohne daß eine Signifikanz nachweisbar
wäre.

Reduzieren wir die F_IO_2 in der Ausleitungsphase einer Lachgasnarkose, so bleibt die Frage der ausreichenden Sauerstoffversorgung bei Auftreten eines Laryngospasmus nach Extubation. Der
erheblich höhere Sauerstoffvorrat in der Lunge bei Atmung von
reinem Sauerstoff wäre hier sicherlich von Vorteil. Es empfiehlt
sich daher folgendes Vorgehen:

Nach Abstellen des Lachgases soll zunächst ein Luft-Sauerstoff-
Gemisch mit einer F_IO_2 von 0,4 verwendet werden. In dieser mehr-
minütigen Phase wird die Hauptlachgasmenge eliminiert. Kurz vor
Extubation wird das Kreissystem mit reinem Sauerstoff durchspült
und mit ca. sechs Atemzügen der Lunge eine Sauerstoffreserve für
den kritischen Moment der Extubation gegeben. Wir reduzieren
hierdurch die negative Wirkung des reinen Sauerstoffs auf ein
Minimum und haben doch die größtmögliche Sicherheit nach der
Extubation.

Zusammenfassung

Lachgas ist ohne Zweifel das zur Zeit bei Inhalationsnarkosen
am häufigsten eingesetzte Medikament. Trotz seiner unbestritte-
nen Vorteile werden in der Literatur immer wieder auch negative
Auswirkungen diskutiert. In zwei klinischen Studien gingen wir
der Frage nach, ob wir auf den routinemäßigen Einsatz von Lachgas verzichten können und ob Luft als drittes Gas anstatt Lachgas eingesetzt werden kann. Es zeigte sich, daß durch Einsatz
kurzwirkender Analgetika Narkosen ohne Lachgas problemlos durchgeführt werden konnten und daß in der Ausleitungsphase einer
Lachgasnarkose bei Verwendung eines Luft-Sauerstoff-Gemisches
mit einer F_IO_2 von 0,4 eine Hypoxämie verhindert werden konnte.

Steht Luft als drittes Gas im Narkosegerät zur Verfügung und
ist eine kontinuierliche Überwachung der inspiratorischen Sauerstoffkonzentration gewährleistet, kann auf den routinemäßigen
Einsatz von Lachgas verzichtet und die Anwendung von reinem
Sauerstoff in der Ausleitungsphase verhindert werden. Offen
bleibt die Frage, ob die diskutierten Nachteile des Lachgases
tatsächlich gravierend genug sind, um auf den routinemäßigen
Einsatz dieses Medikaments zu verzichten.

Literatur

1. CORBETT, T. H., CORNELL, R. G., ENDRES, J. L., MILLARD, R. I.:
   Effects of low concentrations of nitrous oxide on rat preg-
   nancy. Anesthesiology 39, 299 (1973)

2. CULLEN, M. H., et al.: The effect of nitrous oxide on the
   cell cycle in human marrow. Brit. J. Haemat. 42, 527 (1979)

3. DAVIS, I., MOORE, J. R. M., LAHIRI, S. K.: Nitrous oxide and the middle ear. Anaesthesia 34, 147 (1979)

4. DUEKER, C. W., et al.: Middle ear gas exchange in isobaric counterdiffusion. J. appl. Physiol. 47, 1239 (1979)

5. EGER, E. I., SAIDMAN, L. J.: Hazards of nitrous oxide anesthesia in bowel obstruction and pneumothorax. Anesthesiology 26, 61 (1965)

6. FINK, B. R.: Diffusion anoxia. Anesthesiology 16, 511 (1955)

7. GREEN, C. D., EASTWOOD, D. W.: Effects of nitrous oxide inhalation on hemopoiesis in rats. Anesthesiology 24, 341 (1963)

8. GREENFIELD, W.: Potential hazards of chronic exposure to trace anesthetic gas: implications for dentistry. J. Amer. dent. Ass. 101, 158 (1980)

9. HARPER, M. H., WINTER, P. M., et al.: Withdrawal convulsions in mice following nitrous oxide. Anesth. Analg. 59, 19 (1980)

10. HENRIKSEN, T. H., JOERGENSEN, P. B.: The effect of nitrous oxide on intracranial pressure in patients with intracranial disorders. Brit. J. Anaesth. 45, 486 (1973)

11. HILL, G. E., ENGLISH, J. B., et al.: Nitrous oxide and neutrophil chemotaxis in man. Brit. J. Anaesth. 50, 555 (1978)

12. HONG, K., TRUDELL, J. R., et al.: Metabolism of nitrous oxide by human and rat intestinal contents. Anesthesiology 52, 16 (1980)

13. KONCHIGERI, H. N., YOUNG, E. L.: Preventive measure against nitrous oxide induced volume and pressure changes of endotracheal tube cuffs. Middle East J. Anaesth. 5, 369 (1979)

14. KRIPKE, B. J., TALARICO, L., SHAH, N. K., KELMAN, A. D.: Hematologic reaction to prolonged exposure to nitrous oxide. Anesthesiology 47, 342 (1977)

15. LEWIS, G. B. H.: Intestinal distension during nitrous oxide anesthesia. Canad. Anaesth. Soc. J. 22, 200 (1975)

16. MATZ, G. J., RATTENBORG, C. G., HOLADAY, D. A.: Effects of nitrous oxide on middle ear pressure. Anesthesiology 28, 948 (1967)

17. MOSS, E., Mc DOWALL, D. G.: I.C.P. increases with 50 % nitrous oxide in oxygen in severe head injuries during controlled ventilation. Brit. J. Anaesth. 51, 757 (1979)

18. MUNSON, E. S., MERRIK, H. C.: Effect of nitrous oxide on venous air embolism. Anesthesiology 27, 783 (1966)

19. MUNSON, E. S.: Transfer of nitrous oxide into the body air cavities. Brit. J. Anaesth. 46, 202 (1974)

20. MUNSON, E. S., STEVENS, D. S., REDFERN, R. E.: Endotracheal tube obstruction by nitrous oxide. Anesthesiology 52, 275 (1980)

21. OSTFELD, E., BLONDER, J., CHISPIN, M., SZEINBERG, A.: Middle ear gas composition during nitrous oxide-oxygen ventilation. Ann. Otol. Rhinol. Laryng. 89, 165 (1980)

22. PARBROOK, G. D.: Leucopenic effects of prolonged nitrous oxide treatment. Brit. J. Anaesth. 39, 119 (1967)

23. PATTERSON, M. E., BARTLETT, P. C.: Hearing impairment caused by intratympanic pressure changes during general anesthesia. Laryngoscope 86, 399 (1976)

24. PEACKOCK, M. R.: The effect of anesthesia on middle ear function. J. Laryng. Otol. 91, 81 (1977)

25. POPE, W. D. B., HALSEY, M. J., et al.: Fetotoxicity in rats following chronic exposure to halothane, nitrous oxide, or methoxyflurane. Anesthesiology 48, 11 (1978)

26. RACKOW, H., SALANTIRE, E., FRUMIN, J. M.: Dilution of alveolar gases during nitrous oxide excretion in man. J. appl. Physiol. 16, 723 (1961)

27. RAMAZZOTTO, L., CARLIN, R. D., WARCHALOWSKI, G. A.: Effects of nitrous oxide during organogenesis in the rat. J. dent. Res. 58, 1940 (1979)

28. RASMUSSEN, P. E.: Middle ear and maxillary sinus during nitrous oxide anesthesia. Acta oto-laryng. (Stockh.) 63, 7 (1967)

29. ROTHHAMMER, A., WEIS, K.-H.: Lachgas - Wirkungen und Nebenwirkungen. Anästh. Intensivmed. 23, 237 (1982)

30. SHAH, R. M., BURDETT, D. N., DONALDSON, D.: The effects of nitrous oxide on the developing hamster embryos. Canad. J. Physiol. Pharmacol. 57, 1229 (1979)

31. SMITH, B. E., GAUB, M. L., MOYA, F.: Teratogenic effects of anesthetic agents: nitrous oxide. Anesth. Analg. Curr. Res. 44, 726 (1965)

32. STEFFEY, E. P., et al.: Nitrous oxide: effect on accumulation rate and uptake of bowel gases. Anesth. Analg. 58, 405 (1979)

33. THOMPSON, W. R., OH, T. E.: Increases in cuff volume and pressure in red rubber endotracheal tubes during anesthesia. Anaesth. intens. Care 7, 152 (1979)

34. THOMSEN, K. A., TERKILDSEN, K., ARNFELD, J.: Middle ear pressure variations during anesthesia. Arch. Otolaryng. 82, 609 (1965)

35. UNITED STATES FOOD AND DRUG ADMINISTRATION: Nitrous oxide hazards. FDA Drug Bulletin 10, 15 (1980)

36. VIEIRA, E., CLEATON-JONES, P., et al.: Effects of low concentrations of nitrous oxide on the rat fetuses. Anesth. Analg. 59, 175 (1980)

37. WAUN, J. E., SWEITZER, R. S., HAMILTON, W. K.: Effect of nitrous oxide on middle ear mechanics and hearing acuity. Anesthesiology 28, 846 (1967)

Zusammenfassung der Diskussion

Die Zusammenfassung der Diskussion erfolgte nach ausführlicher Erörterung aller Probleme. Sie gibt die Meinung aller Beteiligten wieder.

FRAGE:
Sind unter den derzeitigen klinischen Bedingungen Narkosen mit offenen Narkosesystemen, wie z. B. Tropfnarkosen oder Insufflationsnarkosen, noch vertretbar?

ANTWORT:
Unter klinischen Bedingungen sind Äther- und Halothantropfnarkosen heute abzulehnen. Unter Katastrophenbedingungen wird zur Zeit noch die Äthertropfnarkose von verschiedenen Seiten befürwortet. Einschränkend muß jedoch gesagt werden, daß kaum noch jemand mit der Methodik vertraut ist und dadurch ein erhöhtes Sicherheitsrisiko bei der Durchführung solcher Narkosen entstehen kann. Insufflationsnarkosen können in Ausnahmefällen, d. h. bei ganz speziellen Indikationen, noch nützlich sein. Natürlich gehört die Methode heute auch unter den Aspekten der Sicherheit nicht mehr zu den Routineverfahren. Sie bleibt auf ganz spezielle Indikationen bei operativen Eingriffen im Kehlkopfbereich beschränkt; die Durchführung der Narkose erfordert dann spezielle anästhesiologische Erfahrung. Kontraindiziert ist dieses Verfahren sicherlich bei Adenotomien und Tonsillektomien.

FRAGE:
Ist das andere Extrem, das geschlossene Narkosesystem, für Anästhesien im Kindesalter geeignet?

ANTWORT:
Da für Erwachsene das geschlossene System wegen der Dosierungsprobleme der Narkotika und der Überwachung noch im Experimentierstadium ist, sollten diese Ergebnisse abgewartet werden, bevor das geschlossene System bei Kindern angewandt wird.

FRAGE:
Spülgassysteme, d. h. alle Modifikationen des Ayreschen T-Stücks, sind in der Kinderanästhesie weit verbreitet. Sie werden im allgemeinen als leicht zu handhaben, wenig störanfällig und sicher deklariert. Worin bestehen die Nachteile dieser Spülgassysteme?

ANTWORT:
Ein Nachteil der Spülgassysteme besteht in der Möglichkeit der
Rückatmung. Dabei hängt das Ausmaß der Rückatmung von der Höhe
des Frischgasflows ab. Diese flowabhängige Rückatmung konnte
von HENNEBERG (4) bei Patienten nachgewiesen werden; die Ulmer
Arbeitsgruppe konnte diese Befunde in experimentellen Untersuchungen bestätigen (1). Für die Praxis muß die Rückatmung
durch folgende Maßnahmen kompensiert werden:

1. Verwendung von optimal gestalteten Masken (z. B. Rendell-
   Baker-Masken) und Verbindungsstücken mit kleinem Totraum.
2. Assistierte Beatmung zur Vermeidung einer Hypoventilation.
3. Einstellen eines Frischgasflows, der mindestens das Dreifache des altersentsprechenden Atemminutenvolumens betragen
   sollte.

FRAGE:
Wie hoch muß bei Spülgassystemen der Flow im Vergleich zum Al-
ter oder zum Gewicht eingestellt werden, um eine ausreichende
CO_2-Elimination zu erreichen?

ANTWORT:
ROSE et al. (6) geben für die Mapleson-D- und -E-Variationen
des Ayreschen T-Stücks, wie das Jackson-Rees- oder Bain-System,
folgende Empfehlungen, die auch für das Kuhn-System ihre Gültigkeit haben:

Unter der Voraussetzung einer normalen CO_2-Produktion und einer kontrollierten maschinellen Beatmung ist folgender Frisch-
gasflow/min erforderlich:

	gewünschter $PaCO_2$ = 37 mm Hg	gewünschter $PaCO_2$ = 30 mm Hg
10 - 30 kg KG	1.000 + 100 ml/kg KG	1.600 + 100 ml/kg KG
30 kg KG	2.000 + 50 ml/kg KG	3.200 + 50 ml/kg KG

Diese relativ niedrige Frischgaszufuhr gilt aber nur, wenn das
am Respirator eingestellte Minutenvolumen das Doppelte des Frischgasflows beträgt.

Der niedrige Frischgasflow gilt keinesfalls für Spontanatmung
oder assistierte Beatmung. In diesen Fällen müssen die aus der
oben angegebenen Formel errechneten Werte bei Intubationsnarkosen mit dem Faktor 3, bei Maskennarkosen mit dem Faktor 4,
multipliziert werden, um eine ausreichende CO_2-Elimination zu
erzielen. Damit bestätigen diese Untersuchungen von ROSE (6)
nochmals die bisherigen Empfehlungen, daß bei den Mapleson-D-
und -E-Modifikationen des Ayreschen T-Stücks für eine ausreichende CO_2-Elimination ein Frischgasflow eingestellt werden muß,
der das Dreifache des Atemminutenvolumens beträgt.

FRAGE:
Gibt es spezielle Narkoseverfahren, bei denen die Rückatmung
der Spülgassysteme bewußt ausgenutzt wird?

ANTWORT:
Die Liverpool-Technik, bei der eine Erhöhung des Atemminutenvolumens ohne Hypokapnie die Narkosetiefe positiv beeinflussen
soll, benutzt bewußt die Rückatmung der Spülgassysteme. Durch
eine Herabsetzung des Frischgasflows bei ausreichendem Sauerstoffangebot kann bei der mechanischen Hyperventilation durch
die CO_2-Rückatmung eine respiratorische Alkalose verhindert
werden. So wird trotz Hyperventilation der $PaCO_2$ im Normbereich gehalten. Dieses Narkoseverfahren kann jedoch nicht als
Routineverfahren für den wenig Erfahrenen empfohlen werden. Es
ist Spezialisten für besondere Indikationen vorbehalten. Unab-
dingbar ist bei dieser Technik die Kontrolle der Ventilation
durch eine Blutgasanalyse.

FRAGE:
Stellt sich bei dem Problem der Rückatmung nur die Frage einer
CO_2-Retention? Besteht nicht ebenso die Gefahr einer Hypoxämie?

ANTWORT:
Die Rückatmung ist grundsätzlich mit zwei Problemen verbunden:
1. Die CO_2-Rückatmung mit der Folge einer Hyperkapnie.
2. Die Hypoxämie bei unzureichendem Sauerstoffangebot.

Diese beiden Aspekte müssen voneinander getrennt betrachtet
werden. Im Hinblick auf eine mögliche Gefährdung des Patienten
ist eine geringfügige CO_2-Rückatmung unbedenklich, ein unzu-
reichendes Sauerstoffangebot kann jedoch gefährlich werden. Das
bedeutet für die Praxis, daß bei Spülgassystemen wegen der Möglichkeit der Rückatmung immer ein ausreichend hohes Sauerstoffangebot eingestellt werden muß, der F_IO_2 sollte nicht unter 0,3
liegen.

FRAGE:
Hat das in letzter Zeit stark propagierte Bain-System prinzi-
pielle Vorteile gegenüber den anderen Spülgassystemen?

ANTWORT:
Das Bain-System ist nichts anderes als eine weitere Modifikation des Ayreschen T-Stücks. Es bringt außer einer einfachen
Handhabung keine weiteren Vorteile gegenüber den bisher gängigen Spülgassystemen, wie z. B. dem Jackson-Rees- oder Kuhn-System. Der vermeintliche Vorteil einer adäquaten Vorwärmung und
Anfeuchtung trifft nicht zu. Anfeuchtung und Vorwärmung sind
wie bei den anderen Spülgassystemen nur über eine Rückatmung
zu erzielen, die aber eigentlich vermieden werden sollte.

FRAGE:
Welche Bedeutung haben Anfeuchtung und Vorwärmung des Inspirationsgasgemisches für die Anästhesie im Kindesalter?

ANTWORT:
Nach den Untersuchungen von RASHAD et al. (5) und CHALON et al.
(3) kommt vor allen Dingen bei Säuglingen der adäquaten Anfeuchtung und Vorwärmung des Inspirationsgasgemisches im Hinblick auf den Wärmehaushalt große Bedeutung zu. Bei der Beatmung mit kalten und trockenen Narkosegasen wird dem Kind über
die Verdunstung von Flüssigkeit in der Lunge zusätzlich Wärme
entzogen.

Weiterhin hat nach den Untersuchungen von CHALON et al. (2) eine ausreichende Anfeuchtung und Vorwärmung ebenfalls erheblichen Einfluß auf die Ziliarfunktion im Bronchialsystem. Darauf
beruht im amerikanischen Schrifttum die Empfehlung, daß bei
Verwendung von Spülgassystemen und einer Narkosedauer von länger als 1 h das Inspirationsgasgemisch angefeuchtet und vorge-
wärmt werden sollte (7).

FRAGE:
Besteht bei Spülgassystemen überhaupt die Möglichkeit, das Inspirationsgasgemisch ausreichend vorzuwärmen und anzufeuchten?

ANTWORT:
Verschiedene Möglichkeiten sind erprobt und propagiert worden.
Alle bisher vorgeschlagenen Verfahren können jedoch nicht zu-
friedenstellen. Einige Verfahren bergen sogar die Gefahr einer
thermischen Schädigung der Lunge in sich. Bei Verwendung von
geheizten Anfeuchtern im Frischgasstrom muß unbedingt tubusnah
die Temperatur kontrolliert werden.

FRAGE:
Gibt es eine Temperaturgrenze für die Inspirationsluft, die
nicht überschritten werden sollte?

ANTWORT:
Physiologischerweise liegt die Temperatur in der Trachea zwischen 32 und 34 °C (8). Vernünftigerweise ist bei der Beatmung
dieser Temperaturbereich anzustreben. Aus Sicherheitsgründen
sollten höhere Temperaturen des Inspirationsgasgemisches vermieden werden, da nach Ansicht von ALTEMEYER bei Auskühlung des
Kindes intraoperativ die Gefahr der Auskondensation von Flüssigkeit in der Lunge bei höheren Atemgastemperaturen nicht auszuschließen ist.

FRAGE:
Gerade bei Säuglingen fürchten wir die intraoperative Auskühlung im Rahmen längerdauernder Operationen. Stellt die Vorwärmung des Inspirationsgasgemisches eine Möglichkeit dar, dem
Kind Wärme zuzuführen?

ANTWORT:
Aus physikalischen Gründen ist der Effekt der alleinigen Wärme-
zufuhr über die vorgewärmte Luft zu vernachlässigen. Der eigent-

liche Sinn dieser Maßnahme besteht darin, die vorgewärmte Luft als Trägermedium für Feuchtigkeit zu nehmen, weil bei höheren Temperaturen mehr Feuchtigkeit im dampfförmigen Zustand gehalten werden kann. Allein durch die höhere Feuchtigkeit im Inspirationsgasgemisch vermindern wir die Wärmeverluste des Kindes durch die Verdunstung von Flüssigkeit.

FRAGE:
Wo liegen die Vorteile des adaptierten Kreissystems gegenüber den Spülgassystemen?

ANTWORT:
Durch adaptierte Kreissysteme, wie z. B. das "Ulmer Kinder-Set" (1), entfällt die Altersbegrenzung für bestimmte Altersgruppen. Aufgrund der Dimensionierung der Schläuche und der Endstücke sind sowohl der Totraum als auch die Atemwegswiderstände so niedrig, daß diese Systeme keiner Alters- oder Gewichtsbeschränkung mehr unterliegen, d. h. sie sind vom Neugeborenen- bis zum Schulalter einsetzbar. Ein weiterer wesentlicher Vorteil dieser Systeme ist ihre einfache Anwendung. Die Anästhesisten, die nicht ausschließlich Kinderanästhesie betreiben, sind an das Kreissystem in der Erwachsenenanästhesie gewöhnt, insofern sind ihnen diese Systeme vertraut; für die Kinderanästhesie werden dann nur andere Schläuche benutzt. Die Abgasbeseitigung ist unproblematisch. Die Anfeuchtung und Vorwärmung sind in diesem System dann ausreichend, wenn die Frischgaszufuhr durch den Absorber geht (1, 3). Eine zusätzliche Einrichtung zur Anfeuchtung und Vorwärmung ist dabei nicht erforderlich. Schließlich ist die Überwachung der Beatmung bei Ventilsystemen in vielen Punkten einfacher und in einem größeren Umfang durchführbar als bei Spülgassystemen. Die höhere Systemcompliance hat ein "verändertes Fingergefühl" bei der Beatmung zur Folge. Nach einer gewissen Eingewöhnungszeit entstehen daraus jedoch keine Probleme mehr. Ein Nachteil ist im verzögerten Ansprechen auf Änderungen der Narkosegaskonzentration zu sehen. Klinisch relevant ist dieser Punkt jedoch nur für die Sauerstoffzufuhr in Notfallsituationen, was jedoch voll durch den O_2-Bypass kompensiert werden kann (1).

FRAGE:
Welchen Stellenwert nimmt das Paedi-System als halboffenes System mit Nichtrückatmungsventilen ein?

ANTWORT:
Das Hauptproblem des Paedi-Systems liegt nach wie vor in der Ventilfunktion. Hier können immer noch Störmöglichkeiten auftreten. In der bisherigen Ventilversion mit Vorwärtsleckage muß bei jedem Beatmungshub initial ein hoher Flow aufgebracht werden, um die Ventilfunktion in Gang zu bringen. Bei den neuen Ventilen ohne Vorwärtsleckage, die zur Zeit in Erprobung sind, ist dieser Nachteil nahezu beseitigt. Insgesamt ist das Paedi-System gut zu handhaben, die Ventilfunktion muß jedoch noch weiter verbessert werden. Aufgrund der Systemwiderstände ist die Anwendung des Paedi-Systems begrenzt auf die ersten vier Lebensjahre bzw. auf Kinder bis zu einem Gewicht von 15 kg.

FRAGE:
Sollte man für langdauernde operative Eingriffe im Kindesalter
die maschinelle Beatmung während der Narkose der Handbeatmung
vorziehen?

ANTWORT:
Generell kann man diese Frage mit einem klaren "Ja" beantwor-
ten. Ausgenommen davon sind Operationen, bei denen die Compliance rasch wechselt, wie z. B. Eingriffe im Thorax- oder Ober-
bauchbereich. In diesen Fällen kann eine kurzzeitige Handbeatmung angezeigt sein.

FRAGE:
Gibt es ein Beatmungsgerät, das alle Anforderungen für die Narkosebeatmung im Kindesalter erfüllt?

ANTWORT:
Zur Zeit ist keines der gängigen Geräte in der Lage, alle Er-
fordernisse der Narkosebeatmung im Kindesalter zu erfüllen.
Ein Teil der Geräte arbeitet drucklimitiert. Bei wechselnder
Compliance kann das Atemzugvolumen stark variieren und somit
eine insuffiziente Ventilation zur Folge haben. Bei den flow-
zeit-konstanten oder volumenkonstanten Geräten besteht dieses
Problem nicht. Dafür bestehen andere Nachteile, wie z. B. die
fixierte Einstellung von In- zu Exspirationszeit, die fehlen-
de oder zum Teil noch nicht optimale Lösung beim schnellen Um-
schalten von maschineller auf Handbeatmung.

FRAGE:
Ausgehend von der Feststellung, daß keines der auf dem Markt
befindlichen Geräte alle Anforderungen in zufriedenstellender
Weise erfüllt, ergibt sich die Frage, welche Kriterien für ein
Narkosebeatmungsgerät für das Kindesalter erfüllt sein müssen?

ANTWORT:
Allgemein anerkannt sind heute folgende Anforderungen:
1. Frequenzbereich: 10 - 60/min.
2. Variable Überdruckbegrenzung.
3. Variables I : E-Verhältnis (1 : 1, 1 : 1,5, 1 : 2).
4. Volumenkonstante Beatmung als Arbeitsprinzip. Vorwählbare
   Volumeneinstellung und -abgabe von 10 - 200 ml.
5. Einfache und schnelle Umstellungsmöglichkeit von Maschinen-
   auf Handbeatmung und umgekehrt.
6. Verwendbarkeit für das gesamte Kindesalter durch einfache
   Umbaumaßnahmen.
7. Möglichkeit der Beatmung auch mit PEEP-Werten bis zu 15 cm
   H_2O.
8. Bei Geräten mit halbgeschlossener Narkosebeatmung Variations-
   möglichkeit zur halboffenen Narkosebeatmung (erforderlich
   z. B. bei der malignen Hyperthermie).

FRAGE:
Warum müssen variable Atemzeitverhältnisse auch am Narkosebeatmungsgerät einstellbar sein?

ANTWORT:
Das physiologische Atemzeitverhältnis im Kindesalter liegt bei
1 : 1, dies sollte auch die Standardeinstellung während der
Narkosebeatmung sein. Es gibt jedoch Ausnahmen, insbesondere
bei kardiochirurgischen Eingriffen. Hier kann aus zirkulatori-
schen Gründen eine Verlängerung der Exspirationszeit günstig
sein, um die Atemmittellage zu erniedrigen und somit die Perfusion zu verbessern. Diese Variation des Atemzeitverhältnisses stellt jedoch die Ausnahme dar.

FRAGE:
Unter welchen Voraussetzungen ist bei volumenkonstanter Beatmung das von der Maschine abgegebene Volumen nicht identisch
mit dem Ventilationsvolumen?

ANTWORT:
Differenzen zwischen abgegebenem Maschinenvolumen und Ventilationsvolumen entstehen immer dann, wenn größere Tubusleckagen,
-abknickungen oder -verlegungen oder eine hohe Systemcompliance
vorhanden sind. Man sollte daher eine Beatmung nicht allein
aufgrund des eingestellten Maschinenvolumens vornehmen. Die
Effektivität der Beatmung muß stets überprüft werden, sei es
durch eine Blutgasanalyse oder durch andere Maßnahmen (z. B.
endexspiratorische CO_2-Messung). Unter diesen Bedingungen spielt
auch die sonst nicht zu vernachlässigende Maschinen- oder Systemcompliance eine untergeordnete Rolle.

FRAGE:
Gehört das präkordiale Stethoskop auch heute noch zu den obli-
gaten Überwachungsmaßnahmen während der Narkose im Kindesalter?

ANTWORT:
Auf das präkordiale Stethoskop sollte in keinem Fall verzichtet werden. Es reicht als Monitoring allein sicher nicht aus,
es kann eher vor der Gefahr der Hypoventilation, weniger vor
der Gefahr der Hyperventilation schützen. Eine differenzierte
Beurteilung der Beatmung allein mit dem präkordialen Stethoskop
ist allerdings sicherlich nur dem Erfahrenen und auch dann nur
in Grenzen möglich.

FRAGE:
Welchen Stellenwert hat die Messung des Beatmungsdrucks für die
Narkoseführung?

ANTWORT:
Die Beatmungsdruckmessung mit der Möglichkeit der Drucklimitierung sollte zur Standardüberwachung jeder Anästhesie im Kindesalter zählen. In Verbindung mit dem präkordialen Stethoskop ist die Drucküberwachung ein Mehr an Ventilationsüberwachung, vor allen Dingen bei maschineller Beatmung. Die Drucküberwachung allein erlaubt jedoch auch keine ausreichende Überwachung der Ventilation, da es z. B. bei Tubusverlegungen zu einem Druckanstieg kommen kann, obwohl die Ventilation völlig insuffizient ist. Aus diesem Grund ist die Anwendung sowohl des präkordialen Stethoskops als auch der Drucküberwachung erforderlich.

Der Aussagewert der Druckmessung ist um so geringer, je kürzer die Inspirationszeit und je englumiger der Tubus ist. In diesen Fällen kann trotz eines normalen Druckaufbaus im Narkosesystem die pulmonale Belüftung insuffizient sein. Die Druckanzeige ist dann kein Maß mehr für die Ventilation, sie wird in diesen Fällen lediglich noch als Dekonnektions- und Stenoseanzeige dienen können.

FRAGE:
Welchen Stellenwert hat die Messung des Exspirationsvolumens im Rahmen der Anästhesie bei Kindern?

ANTWORT:
Die adäquate Messung des Exspirationsvolumens ist zwar kein direktes Maß für die Effektivität der Ventilation. Sie ist aber wünschenswert, weil sie, z. B. in Verbindung mit der Blutgasanalyse, den Vorteil bietet, bei konstanten Beatmungsbedingungen über die Volumenmessung eine einmal richtig eingestellte Ventilation kontrollieren zu können. Die Untersuchungen von HEINRICH haben jedoch gezeigt, daß für das Säuglings- und Kleinkindesalter eine Volumenüberwachung bis zum jetzigen Zeitpunkt technisch nicht zufriedenstellend realisiert ist. Die Fehlergrenzen der im Handel befindlichen Volumenmeßgeräte liegen bei einem Atemminutenvolumen unter 4 l weit außerhalb des tolerablen Bereichs, d. h. die Abweichung kann mehr als 15 % des Soll-Werts betragen. Zur Zeit ist daher eine Messung des Exspirationsvolumens in diesen Bereichen problematisch.

Hieraus resultiert die dringende Aufforderung an die Industrie, geeignete Volumenmeßgeräte zu entwickeln, um die gut begründeten DGAI-Empfehlungen auch für Narkosen im Kindesalter erfüllen zu können.

FRAGE:
Welchen Stellenwert hat die endexspiratorische CO_2-Messung im Rahmen der Ventilationsüberwachung bei Kindern?

ANTWORT:
Unter der Voraussetzung einer nicht veränderten Ventilation und Perfusion und einer nicht grob gestörten Diffusion ist der

endexspiratorische CO_2-Wert ein direkter Indikator der alveolären Ventilation. Im Gegensatz zu den bisherigen Größen stellt diese Messung eine Möglichkeit dar, die Beatmung als solche zu überwachen und sie gleichzeitig auch zu steuern. Aufgrund der Geräteentwicklung ist diese Möglichkeit heute praktisch bei allen Altersstufen einsetzbar.

Problematisch ist die endexspiratorische CO_2-Messung bei Spülgassystemen. Sie liefert immer dann falsche Werte, wenn die Exspirationsstromstärke unterhalb des Frischgasflows liegt. In diesen Fällen erhält man eine Mischanalyse aus Exspirationsluft und Frischgas, d. h. die gemessenen Werte liegen in solchen Fällen falsch niedrig. Unter dem Gesichtspunkt der Sicherheit ist daher die endexspiratorische CO_2-Messung bei Spülgassystemen sehr problematisch.

FRAGE:
Welche Möglichkeiten zur Überwachung der Sauerstoffzufuhr und der Sauerstoffversorgung gibt es für die Anästhesie im Kindesalter?

ANTWORT:
Theoretisch bestehen folgende Möglichkeiten:
1. Die Messung der $F_I O_2$ im Frischgas bei halboffenen Systemen oder im zirkulierenden Narkosegas bei halbgeschlossenen Kreissystemen.
2. Die Messung der Sauerstoffsättigung in der kapillären Strombahn.
3. Die transkutane O_2-Messung.
4. Die Blutgasanalyse (kapillär, arteriell).

In Spülgassystemen kann die O_2-Messung nur im Frischgasstrom erfolgen, gibt also keine absolut sicheren Werte in Hinblick auf die dem Patienten angebotene $F_I O_2$. Durch die Messung im Kreissystem wird eine der DGAI-Empfehlungen erfüllt.

Die Messung der $F_I O_2$ gibt selbstverständlich nur Auskunft über die Sauerstoffkonzentration, die das Gerät liefert, nicht jedoch über die Sauerstoffversorgung des Patienten. Die Bestimmung der kapillären O_2-Sättigung zur Beurteilung der Sauerstoffversorgung ist problematisch. Speziell im Säuglingsalter ist diese Messung aufgrund der nach links verschobenen O_2-Dissoziationskurve gefährlich, da selbst bei hypoxischen PO_2-Werten um 40 Torr noch eine nahezu vollständige O_2-Sättigung des Hb erreicht wird. Sie scheidet damit als Überwachungsmaßnahme für die Sauerstoffversorgung des Kindes aus.

Die transkutane O_2-Messung hat sich in der neonatologischen Intensivpflege bewährt, stößt aber bei der Narkoseüberwachung auf große Probleme. Störmöglichkeiten sind hier einerseits Perfusionsveränderungen der Haut im Rahmen von Zirkulationsstörungen und Hypothermie, andererseits Fehlmessungen durch den Einfluß von Lachgas und Halothan. Lachgas verursacht einen relativ konstanten Fehler, der durch eine Korrektur am Gerät eliminiert werden kann. Bei Halothan entstehen Probleme dadurch, daß der Fehler selbst nach Stunden nicht konstant bleibt. Im Sinne der Patientensicherheit muß noch erwähnt werden, daß unter Halothan falsch hohe Werte angezeigt werden, d. h. Hypoxämien eventuell übersehen werden können. Die transkutane O_2-Messung ist aus diesen Gründen als Überwachungsmaßnahme in Narkose noch nicht spruchreif. Zur Zeit entfällt damit die Möglichkeit, die Sauerstoffversorgung des Kindes kontinuierlich zu überwachen. Als diskontinuierliche Überwachungsmaßnahme steht heute nur die Blutgasanalyse zur Verfügung.

FRAGE:
In welcher Form (kapillär oder arteriell) sollte die Blutgasanalyse im Kindesalter vorgenommen werden?

ANTWORT:
Die kapilläre Blutgasanalyse stimmt im Normbereich sehr gut mit der arteriellen Blutgasanalyse überein. Die Korrelation ist in diesen Bereichen sehr eng. Bei konstanten Ventilationsbedingungen reicht die kapilläre Blutgasanalyse aus. Arterielle Blutgasanalysen sollten immer dann vorgenommen werden, wenn es sich um operative Eingriffe bei Neugeborenen bis zur 45. Gestationswoche handelt, wenn pulmonale Vorschädigungen vorliegen oder wenn wir intraoperativ mit einer ständig wechselnden Beatmungssituation konfrontiert sind.

FRAGE:
Kann man in Abhängigkeit vom operativen Risiko einen Stufenplan der Narkosebeatmungsüberwachung im Kindesalter aufstellen?

ANTWORT:
Nach ausführlicher Diskussion wurde der in der Tabelle 1 zusammengefaßte Stufenplan allgemein akzeptiert. Besonders hervorgehoben wurde in der Diskussion, daß Kinder der Risikostufe III nur in solchen Krankenhäusern versorgt werden sollten, die aufgrund ihrer Infrastruktur, ihrer apparativen Ausrüstung und der Erfahrung der Beteiligten eine solche Versorgung wirklich sicherstellen können.

FRAGE:
Sind die DGAI-Empfehlungen "Sicherheit medizinisch-technischer Geräte: Inhalationsnarkosegeräte" ohne weiteres auf die Kinderanästhesie übertragbar (s. Tabelle 2)?

ANTWORT:
Bei Durchsicht der aufgeführten Punkte zeigte sich, daß Probleme bei den Punkten 8.4, 10 und 13 entstehen.

a) Punkt 8.4: Genauigkeit der Verdampfer auch bei niedrigen Flowbereichen. Es stellte sich in der Diskussion heraus,

Tabelle 1. Empfehlungen zur intraoperativen Beatmungsüberwachung im Kindesalter in Abhängigkeit von Narkoserisiko und operativem Eingriff (Nach dem technischen Stand 1982)

	präkordiales Stethoskop	inspiratorische Sauerstoffkonzentration	Druck	Volumen	endexspiratorischer CO_2	Blutgasanalyse
Stufe I Kind ohne pulmonale Risikofaktoren; Beatmung unproblematisch; kurzdauernder operativer Eingriff, wie z. B. Leisten- und Nabelhernienoperationen	X	X	X	X*	nein	nein
Stufe II Kind ohne pulmonale Risikofaktoren; Beatmung nach initialer Einstellung konstant; mittel- lang oder langdauernder operativer Eingriff, wie z. B. Umstellungsosteotomie, Ureterneueinpflanzung	X	X	X	X*	X	kapillär oder arteriell
Stufe III Alle großen operativen Eingriffe im Neugeborenenalter, wie z. B. die Operation eines Enterothorax, einer Ösophagusatresie, einer Omphalozele oder Gastroschisis; operative Eingriffe bei Frühgeborenen, wie z. B. Verschluß eines offenen Ductus Botalli. Kinder mit pulmonalen Risikofaktoren und/oder intraoperativ ständig wechselnden Beatmungsbedingungen	X	X	X	X*	X	arteriell X

* Für Säuglinge und Kleinkinder wünschenswert, zur Zeit technisch nicht realisiert.

Tabelle 2. Empfehlungen der DGAI zur Sicherheit medizinisch-technischer Geräte: Inhalationsnarkosegeräte

---

1   Steckkupplungen
... dürfen nicht verwechselbar sein.

2   Schlauchverbindungen
... müssen farblich gekennzeichnet sein.

3   Gasartspezifische Anschlüsse
... sind obligatorisch.

4   O_2-Mangelsignal - Lachgassperre
Jedes Narkosegerät muß damit ausgerüstet sein.

5   Einstellknöpfe an den Durchflußmessern
Optische und haptische Unterscheidung.

6   Dosierventile
Unbeabsichtigtes Verstellen ist auszuschließen

7   O_2-Bypass
Selbsttätige Rückstellung muß sichergestellt sein.

8   Verdampfer
8.1 Nur ein Verdampfer in Betriebsbereitschaft.
8.2 Sicherheitsfülleinrichtung.
8.3 Maximale Narkosegaskonzentration gemäß BG-Empfehlungen, Sperre in Nullstellung.
8.4 Nur kalibrierte Verdampfer.

9   Handbeatmung
9.1 Für Beatmung mit Narkosegasen vorzusehen.
9.2 Für Beatmung mit atmosphärischer Luft obligatorisch.

10   O_2-Messung
Messung im Inspirationsteil obligatorisch, bei Spülgassystemen im Frischgas; untere Alarmgrenze vorzusehen.

11   Beatmungsdruckmesser
Obligatorisch bei Narkosesystemen.

12   Diskonnektions- und Stenosealarm
Bei automatisch arbeitenden Narkosebeatmungsgeräten vorzusehen.

13   Meßgerät für Beatmungsvolumen
Bei Narkosekreissystemen obligatorisch, bei anderen anzustreben.*

14   Narkosegasbeseitigung
Nach den Richtlinien der BG sicherzustellen.

15   Checkliste
... ist an jedem Narkosegerät anzubringen.

---

* Für Säuglinge und Kleinkinder wünschenswert, zur Zeit technisch nicht realisiert.

daß die Überprüfung laut Norm zur Zeit nur bei 3 und 8 l/min vorgenommen wird. Wenn diese Empfehlung auch in der Kinderanästhesie Gültigkeit haben soll, muß man den unteren Meßpunkt, bei dem ein Verdampfer noch genau arbeiten muß, sicherlich auf 2 l/min legen.

b) Punkt 10: Inspiratorische Sauerstoffmessung. Um diese Anforderung mit den Spülgassystemen kompatibel zu machen, muß dieser Punkt erweitert werden. Für Spülgassysteme ist die Forderung aufzustellen, daß die O_2-Konzentration in der Frischgaszufuhr gemessen wird, bei Anwendung von Kreissystemen muß weiterhin im Inspirationsteil gemessen werden.

c) Punkt 13: Messung des Beatmungsvolumens. In der DGAI-Empfehlung ist eine Messung des Exspirationsvolumens bei Narkosekreissystemen obligatorisch. Diese Forderung ist nicht ausschließlich gerätespezifisch, sondern nimmt eine Zwischenstellung zwischen der "Gerätesicherheit" und der "Patientensicherheit" ein. Die Messung ist nach wie vor wünschenswert, bei Narkosekreissystemen für Kleinkinder und Säuglinge bei dem technischen Stand Juni 1982 jedoch nicht realisiert. Inwieweit die Meßgenauigkeit bei Erwachsenen gewährleistet ist, muß weiteren Untersuchungen vorbehalten bleiben. In der DIN wird eine Fehlerabweichung $\pm$ 15 % toleriert, es wurde diskutiert, ob dieser Größenbereich akzeptabel ist.

Zusammenfassend wurde festgestellt, daß es sicher nicht erforderlich ist, eine gesonderte DGAI-Empfehlung oder DIN für den Bereich der Kinderanästhesie herauszugeben. Mit den Erweiterungen und Ergänzungen zu den genannten Punkten kann diese DGAI-Empfehlung auch auf den Bereich der Kinderanästhesie übertragen werden. Diese Feststellung ist für die Bereitstellung der notwendigen Ausstattung von entscheidender Bedeutung.

FRAGE:
Nachdem die Überwachungsmaßnahmen im Rahmen der Anästhesie im Kindesalter in Abhängigkeit vom Narkoserisiko und die DGAI-Empfehlungen ausführlich diskutiert worden sind, stellt sich nun die Frage, inwieweit sich diese Überwachungsmaßnahmen mit den verschiedenen Narkosesystemen im Kindesalter realisieren lassen?

ANTWORT:
Nach eingehender Diskussion wurde die Zusammenstellung in Tabelle 3 von allen Teilnehmern gebilligt. Sie gibt eine Zusammenfassung, welche Überwachungsmaßnahmen sich mit welchen Narkosesystemen realisieren lassen.

FRAGE:
Gibt es Indikationen bei Anästhesien im Kindesalter, bei denen auf Lachgas verzichtet werden sollte?

Tabelle 3. Beatmungssystem für die Kinderanästhesie – Möglichkeiten und Grenzen

System		Kuhn-System Bain-System Jackson-Rees-System	Paedi-System	Bloomquist-Kinderkreissystem Holm-Kinderkreissystem Kreissystem 7 a
		halboffene Spülgassysteme	halboffenes Ventilsystem	halbgeschlossene Kreissysteme
Druckmessung	technisch möglich	ja	ja	ja
	praktisch realisiert	nein	ja	ja
Volumenmessung	technisch möglich	ja	ja	ja
	praktisch realisiert	nein	nein	ja *
Endexspiratorische CO_2-Messung	technisch möglich	fraglich	ja	ja
	praktisch realisiert	nein	ja	ja
Inspiratorische O_2-Messung	technisch möglich	im Frischgas: ja	im Frischgas: ja	ja
	praktisch realisiert	nein	nein	ja
Anfeuchtung	technisch möglich	ja	ja	ja
	praktisch realisiert	nein	nein	ja
Narkosegas-anwärmung	technisch möglich	ja	ja	ja
	praktisch realisiert	nein	nein	ja
Narkosegas-beseitigung	technisch möglich	ja	ja	ja
	praktisch realisiert	selten	ja	ja
Grenzwert Körpergewicht		15 – 20 kg (Kuhn, Jackson-Rees)	15 kg (Paedi)	keine
Frischgasverbrauch		≥ 3 x AMV	$\geq$ AMV	< AMV (Mindestflow 2 l/min)
Rückatmung		abhängig vom Frischgasflow	keine	keine
Reaktion auf Konzentrationsänderung		direkt	direkt	verzögert
Maschinelle Beatmung	technisch möglich	ja	ja	ja
	praktisch realisiert	ja	ja	ja
System-Compliance		niedrig: Kuhn, Jackson-Rees erhöht: Bain	niedrig	erhöht

* Für Säuglinge und Kleinkinder zur Zeit technisch nicht realisiert.

ANTWORT:
Immer dann, wenn lufthaltige Körperhöhlen vorhanden sind, in die das Lachgas hineindiffundieren und über die Volumenexpansion zur Verdrängung führen kann, würde man gerne auf Lachgas verzichten. Das gilt z. B. für folgende Situationen: Enterothorax, Ileus, Pneumenzephalogramm und Mittelohrplastiken. Zu diskutieren ist ebenfalls die Erhöhung der intrazerebralen Durchblutung und damit die Drucksteigerung bei Anwendung von Lachgas im Rahmen von Schädel-Hirn-Traumen. Hierzu läßt sich jedoch anmerken, daß die Lachgaswirkung im Hinblick auf die Hirndrucksteigerung im Normalfall durch eine mäßige Hyperventilation voll kompensiert werden kann. Weitere klinische Untersuchungen müssen abgewartet werden, ehe eine definitive Entscheidung getroffen werden kann.

Literatur

1. ALTEMEYER, K.-H., BREUCKING, E., RINTELEN, G., SCHMITZ, J.-E., DICK, W.: Vergleichende Untersuchungen zum Einsatz verschiedener Narkosesysteme in der Kinderanästhesie. Anaesthesist 31, 271 (1982)

2. CHALON, J., LOEW, D. A. Y., MALEBRANCHE, J.: Effects of dry anesthetic gases on tracheobronchial ciliated epithelium. Anesthesiology 37, 338 (1972)

3. CHALON, J., ALI, M., RAMANATHAN, S., TURNDORF, H.: The humidification of anaesthetic gases: its importance and control. Canad. Anaesth. Soc. J. 26, 361 (1979)

4. HENNEBERG, U.: Kontrolle der Ventilation in der Neugeborenen- und Säuglingsanaesthesie. Anaesthesiologie und Wiederbelebung, Bd. 29. Berlin, Heidelberg, New York: Springer 1968

5. RASHAD, K. F., BENSON, D. W.: Role of humidity in prevention of hypothermia in infants and children. Anesth. Analg. (Cleve) 46, 712 (1967)

6. ROSE, D. K., FROESE, A. B.: The regulation of $PaCO_2$ during controlled ventilation of children with a T-piece. Canad. Anaesth. Soc. J. 26, 104 (1979)

7. SMITH, R. M.: Anesthesia for infants and children. St. Louis, Torronto, London: Mosby Company 1980

8. SYKES, M. K.: Rebreathing circuits. Brit. J. Anaesth. 40, 666 (1968)

Klinische Anästhesiologie und Intensivtherapie

Herausgeber: F.W. Ahnefeld, H. Bergmann,
C. Burri, W. Dick, M. Halmágyi, G. Hossli,
E. Rügheimer
Schriftleiter: J. Kilian

Band 10

Notfallmedizin

Workshop April 1975
Herausgeber: F.W. Ahnefeld, H. Bergmann,
C. Burri, W. Dick, M. Halmágyi,
E. Rügheimer. Unter Mitarbeit zahlreicher
Fachwissenschaftler
1976. 109 Abbildungen, 124 Tabellen.
XIII, 386 Seiten
DM 58,–. ISBN 3-540-07581-X

Band 12

Der Risikopatient in der Anästhesie

2. Respiratorische Störungen
Herausgeber: F.W. Ahnefeld, H. Bergmann,
C. Burri, W. Dick, M. Halmágyi,
E. Rügheimer. Unter Mitarbeit zahlreicher
Fachwissenschaftler
1976. 79 Abbildungen, 52 Tabellen.
X, 240 Seiten
DM 42,–. ISBN 3-540-08039-2

Band 14

Infusionslösungen

Technische Probleme in der Herstellung
und Anwendung
Herausgeber: F.W. Ahnefeld, H. Bergmann,
C. Burri, W. Dick, M. Halmágyi,
E. Rügheimer. Unter Mitarbeit zahlreicher
Fachwissenschaftler
1977. 59 Abbildungen, 56 Tabellen.
XIV, 240 Seiten
DM 36,–. ISBN 3-540-08404-5

Band 15

Wasser-Elektrolyt- und Säuren-Basen-Haushalt

Herausgeber: F.W. Ahnefeld, H. Bergmann,
C. Burri, W. Dick, M. Halmágyi,
E. Rügheimer. Unter Mitarbeit zahlreicher
Fachwissenschaftler
1977. 89 Abbildungen, 37 Tabellen.
X, 194 Seiten
DM 32,–. ISBN 3-540-08509-2

Band 16

Grundlagen der Ernährungsbehandlung im Kindesalter

Herausgeber: F.W. Ahnefeld, H. Bergmann,
C. Burri, W. Dick, M. Halmágyi,
E. Rügheimer. Unter Mitarbeit zahlreicher
Fachwissenschaftler
1978. 90 Abbildungen, 57 Tabellen.
XI, 246 Seiten
DM 36,–. ISBN 3-540-08609-9

Band 17

Rohypnol (Flunitrazepam) Pharmakologische Grundlagen – Klinische Anwendung

Herausgeber: F.W. Ahnefeld, H. Bergmann,
C. Burri, W. Dick, M. Halmágyi, G. Hossli,
E. Rügheimer. Unter Mitarbeit zahlreicher
Fachwissenschaftler
1978. 93 Abbildungen, 35 Tabellen.
XI, 217 Seiten
DM 36,–. ISBN 3-540-08900-4

Springer-Verlag
Berlin
Heidelberg
New York
Tokyo

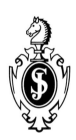

Band 18

Lokalanästhesie

Herausgeber: F.W. Ahnefeld, H. Bergmann,
C. Burri, W. Dick, M. Halmágyi, G. Hossli,
E. Rügheimer. Unter Mitarbeit zahlreicher
Fachwissenschaftler
1978. 86 Abbildungen, 58 Tabellen.
XI, 265 Seiten
DM 48,-. ISBN 3-540-09083-5

Band 19

Der bewußtlose Patient

Herausgeber: F.W. Ahnefeld, H. Bergmann,
C. Burri, W. Dick, M. Halmágyi, G. Hossli,
H.J. Reulen, E. Rügheimer, H.-P. Schuster
Unter Mitarbeit zahlreicher Fachwissen-
schaftler
1979. 74 Abbildungen, 64 Tabellen.
XI, 255 Seiten
Geheftet DM 58,-. ISBN 3-540-09306-0

Band 20

Akutes Lungenversagen

Herausgeber: F.W. Ahnefeld, H. Bergmann,
C. Burri, W. Dick, M. Halmágyi, G. Hossli,
E. Rügheimer. Unter Mitarbeit zahlreicher
Fachwissenschaftler
1979. 127 Abbildungen, 88 Tabellen.
XIV, 319 Seiten
DM 64,-. ISBN 3-540-09581-0

Band 21

Therapie mit Blutkomponenten

Herausgeber: F.W. Ahnefeld, H. Bergmann,
C. Burri, W. Dick, M. Halmágyi, G. Hossli,
E. Rügheimer. Unter Mitarbeit zahlreicher
Fachwissenschaftler
1980. 53 Abbildungen, 65 Tabellen.
XIII, 227 Seiten.
DM 58,-. ISBN 3-540-10180-2

Band 22

Muskelrelaxanzien

Herausgeber: F.W. Ahnefeld, H. Bergmann,
C. Burri, W. Dick, M. Halmágyi, G. Hossli,
E. Rügheimer. Unter Mitarbeit zahlreicher
Fachwissenschaftler
1980. 104 Abbildungen. 37 Tabellen.
XI, 281 Seiten
DM 78,-. ISBN 3-540-10365-1

Band 23

Die intravenöse Narkose

Herausgeber: F.W. Ahnefeld, H. Bergmann,
C. Burri, W. Dick, A. Doenicke,
M. Halmágyi, G. Hossli, E. Rügheimer
Unter Mitarbeit zahlreicher Fachwissen-
schaftler
1981. 122 Abbildungen, XI, 330 Seiten
DM 78,-. ISBN 3-540-10953-6

Band 24

Aufwachraum – Aufwachphase

Eine anästhesiologische Aufgabe

Herausgeber: F.W. Ahnefeld, H. Bergmann,
C. Burri, W. Dick, M. Halmágyi, G. Hossli,
E. Rügheimer
Unter Mitarbeit zahlreicher Fachwissen-
schaftler
1982. 98 Abbildungen. XI, 323 Seiten
DM 78,-. ISBN 3-540-11112-3

Band 25

Die Verbrennungskrankheit

Entstehung, Verlauf und Therapie

Herausgeber: F. W. Ahnefeld, H. Bergmann,
C. Burri, W. Dick, M. Halmágyi, R. Hettich,
G. Hossli, L. Koslowski, H.-H. Mehrkens,
E. Rügheimer
Unter Mitarbeit zahlreicher Fachwissen-
schaftler
1982. 91 Abbildungen. XV, 276 Seiten
DM 79,-. ISBN 3-540-11818-7

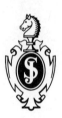

Springer-Verlag Berlin Heidelberg New York Tokyo